菏泽医学专科学校实验系列教材

U0257353

护理解剖学实验指导

（第2版）

主　编　郭新庆　张争辉　王海蓉

副主编　葛红梅　薛爱芹　刘　湛　刘增福

主　审　吴效普　张德书

编　者　（按姓名汉语拼音排序）

葛红梅（菏泽市立医院）　　　　马国平（菏泽医学专科学校）

郭新庆（菏泽医学专科学校）　　桑艳艳（菏泽市立医院）

李　萍（菏泽市立医院）　　　　宋　凯（菏泽市中医医院）

李松奇（菏泽医学专科学校）　　田荆华（菏泽医学专科学校）

刘　胜（菏泽医学专科学校）　　王海蓉（菏泽医学专科学校）

刘　湛（菏泽医学专科学校）　　薛爱芹（菏泽医学专科学校）

刘稳柱（菏泽医学专科学校）　　张东方（菏泽医学专科学校）

刘增福（菏泽市立医院）　　　　张争辉（菏泽医学专科学校）

北京大学医学出版社

图书在版编目（CIP）数据

护理解剖学实验指导/郭新庆，张争辉，王海蓉主编.
—2 版. —北京：北京大学医学出版社，2016.12（2020.12 重印）
菏泽医学专科学校实验系列教材
ISBN 978-7-5659-1436-2

Ⅰ.①护… Ⅱ.①郭… ②张…③王… Ⅲ.①护理学－
实验－医学院校－教学参考资料②人体解剖学－实验－
医学院校－教学参考资料 Ⅳ.①R47-33②R322-33

中国版本图书馆 CIP 数据核字（2016）第 184673 号

护理解剖学实验指导（第 2 版）

主 　编：郭新庆　张争辉　王海蓉
出版发行：北京大学医学出版社
地 　址：（100083）北京市海淀区学院路 38 号　北京大学医学部院内
电 　话：发行部 010－82802230；图书邮购 010－82802495
网 　址：http://www.pumpress.com.cn
E－mail：booksale@bjmu.edu.cn
印 　刷：北京瑞达方舟印务有限公司
经 　销：新华书店
责任编辑：韩忠刚　王孟通　　责任校对：金彤文　　责任印制：李　啸
开 　本：787mm×1092mm　1/16　印张：6.75　字数：166 千字
版 　次：2016 年 12 月第 2 版　2020 年 12 月第 2 次印刷
书 　号：ISBN 978-7-5659-1436-2
定 　价：14.00 元

菏泽医学专科学校教材建设委员会

前　言

　　人体解剖学是研究正常人体形态结构的一门科学。本课程是医学生迈入医学院校最先开设的医学课程，是护理学专业的主干课程。通过本课程理论知识的学习，使学生正确认识和掌握人体各系统的组成、器官的结构以及相应的功能，为学生学习后续医学课程以及护理工作岗位实践起非常重要的知识铺垫作用。

　　为了进一步提高教学质量，为高职高专护理专业学生提供人体解剖学实验教材，我们根据护理专业人体解剖学教学大纲要求，开展校企合作，与医院临床一线的护理专家共同修订了这本《护理解剖学实验指导》。本书共分十七章，章节顺序与理论教材体系基本一致，实验课时与理论课时按照 1：1 的比例安排。实验指导部分按照目的要求、重点、难点、标本教具、实验步骤及内容编写。为了使解剖学知识与护理职业技能密切联系及有机衔接，我们在相关章节后面增加了护理应用专题，以加强护理操作技能的训练，从而为后续课程的学习以及职业岗位实践打下坚实的基础。

　　本书以胡梦娟、杨桂娇主编的《人体解剖学》一书为主要的参考教材，参考了多部教科书和相关文献。本书可作为专科层次护理专业实验教材使用，也可作为人体解剖教师以及护理工作者的参考书。

　　由于水平有限、经验不足，本书一定有许多不足之处，还望同道及读者提出宝贵意见，以利再版时修正。

菏泽医学专科学校人体解剖学教研室

郭新庆　张争辉　王海蓉

2016 年 3 月

目　录

第一篇
运动系统

第一章　骨　学

第一节　骨学总论及躯干骨

【目的要求】

1. 观察骨的形态及构造。

2. 观察椎骨的一般形态及各部椎骨的特点。

3. 观察肋骨及胸骨的形态。

【标本教具】

一、标本

1. 新鲜猪股骨、煅烧骨、脱钙骨。

2. 人体全身骨架。

3. 颈椎 7 块、胸椎 12 块、腰椎 5 块、骶骨 1 块、尾骨 1 块、完整的骨性脊柱、肋骨 12 对、完整的骨性胸廓。

二、模型及挂图

1. 人体躯干模型。

2. 运动系统躯干骨挂图。

【注意事项】

1. 煅烧骨为经过燃烧的骨，质地十分松脆，不能用劲捏拿，注意避免其粉碎。

2. 人体全身骨架为穿制而成的骨骼标本，注意不要在骨与骨的连接处暴力扭转，以免造成断裂。

【实验步骤及内容】

一、人体解剖学姿势和方位术语

利用人体躯干模型并结合活体理解解剖学姿势及方位术语，具体内容见教材。

二、骨的一般形态、结构及理化性质

1. 在全身骨架标本上观察长骨、短骨、扁骨及不规则骨的特点。

2. 使用新鲜猪股骨标本观察骨的构造。用解剖器械剥开骨表面的骨膜，观察骨膜与骨面的关系，向骨的干骺端追踪，观察骨膜与关节面的关系。在锯开的骨髓腔处观察黄骨髓及贴于腔内面的骨内膜。在锯开的干骺端骨松质内观察红骨髓。

3. 在锯开的长骨上观察和辨识骨密质、骨松质、骨小梁等结构，骨密质为骨干处坚硬致密的骨质部分，多围成骨髓腔。在骨骺处的剖面上可见呈海绵状的骨松质，骨松质往往按一定的方向排列成骨小梁。骨松质正是由相互交织的骨小梁组成的。

4. 在锯开的颅盖骨上辨认外层和内层的密质即外板和内板，以及两层密质之间的松质，即板障。

5. 观察煅烧骨及脱钙骨，理解骨质构成成分中的有机质和无机质。

三、椎骨

（一）颈椎

1.观察颈椎的一般形态特征　椎体较小、横断面呈椭圆形，椎孔较大、呈三角形，横突上有横突孔，棘突多较短且末端分叉，上下关节面近水平位。

2.观察特殊颈椎的形态特征

（1）寰椎：由前弓、后弓和侧块组成，无椎体、棘突和关节突。前弓后面正中处有齿突凹，后弓上面有椎动脉沟。侧块上面有椭圆形关节面，下面有圆形关节面。

（2）枢椎：椎体有向上伸出的齿突，与寰椎的齿突凹相关节。

（3）隆椎：棘突特别长，末端不分叉。

（二）胸椎

1.观察椎骨的一般形态　首先分辨椎体和椎弓以及二者共同围成的椎孔。着重观察椎弓部分，辨认椎弓根和椎弓板，在椎弓板上分清上、下关节突，横突和棘突。

2.胸椎的特征　椎体在横断面上呈心形，其侧面上、下缘处有肋凹；横突末端有横突肋凹；关节突的关节面几乎呈冠状位；棘突较长，伸向后下，相邻棘突彼此掩盖呈叠瓦状排列。

（三）腰椎　椎体粗大、断面上呈肾形；上、下关节突粗大，关节面几乎呈矢状位；棘突呈板状，水平后伸。

（四）骶骨

1.分清骶骨的方位　底向上，宽大，尖向下；前面较平整、对向盆腔；后面粗糙隆凸，对向外面。

2.辨认结构

（1）前面：寻认4对骶前孔。

（2）后面：寻认骶正中嵴、4对骶后孔、骶管裂孔、骶角。

（五）尾骨　是3～4块退化的尾椎融合而成。

四、肋

1.在骨性胸廓标本上观察全部肋骨的形态及其与胸椎及胸骨的关系，确认真肋、假肋和浮肋。

2.在一根典型的肋骨上辨认肋骨共同的形态结构：肋头、肋颈、肋体、肋结节、肋沟和肋角。

五、胸骨

确认胸骨柄、胸骨体和剑突三部分，寻认颈静脉切迹、锁切迹、肋切迹和胸骨角。

【思考题】

1.人体解剖学的标准姿势与立正姿势有何不同？

2.试分析骨的形态分类构造与功能的适应？

3.颈椎、胸椎、腰椎在形态上各有何特征，为什么有这些特点？

【绘图练习】

1.绘出胸椎侧面观，并标示以下结构：椎体、棘突、横突肋凹、上肋凹、下肋凹。

2.绘出胸骨前面观，并并标示以下结构：颈静脉切迹、锁切迹、胸骨柄、胸骨体、剑突、胸骨角。

【复习总结及填写实验报告】

第二节 颅 骨

【目的要求】

1. 观察颅的组成及分部。

2. 观察各部颅的名称和位置。

3. 观察下颌骨、舌骨、蝶骨、颧骨和筛骨的形态结构。

4. 观察颅各面的形态。

5. 观察新生儿颅的特点。

【标本教具】

一、标本

1. 完整的全颅骨标本、新生儿颅标本。

2. 经颅腔的水平切面标本、颅正中矢状切面标本。

二、挂图

颅骨相关挂图。

【注意事项】

1. 整颅标本的眶内侧壁非常脆薄,严禁用手指伸入眶内捏拿此处。观察全颅时,应用手掌托住观察。

2. 颅的正中矢状切面标本在鼻腔外侧壁处十分脆薄,应注意勿损坏。

3. 泪骨、下鼻甲骨、犁骨和舌骨非常小,注意勿损坏或丢失。

【实验步骤及内容】

一、颅的整体观

(一)颅的顶面观 确认冠状缝、矢状缝和人字缝。

(二)颅的前面观 观察的范围包括眶、骨性鼻腔和骨性口腔,重点观察眶和骨性鼻腔。

1. 眶 在确认参与构成眶的骨性结构后,重点观察眶的上、下、内、外侧四壁及眶底和眶尖的结构。在眶底处确认眶上孔或眶上切迹及眶下孔;在眶尖处确认视神经管,并观察其交通;在眶上壁外侧确认泪腺窝;在内侧壁前下份确认泪囊窝,观察其经鼻泪管向下鼻腔的交通;在下壁确认眶下裂、眶下沟和眶下管,观察其与眶下孔的交通;在外侧壁与上壁交界处确认眶上裂。

2. 骨性鼻腔

(1)在整颅正中矢状切面上观察骨性鼻腔外侧壁,确认上、中、下鼻甲及相应的上、中、下鼻道。寻认蝶筛隐窝。

(2)在整颅正中矢状切面上观察鼻旁窦的位置,借助松针观察鼻旁窦与鼻道的关系。

(3)在保留了鼻中隔的颅矢状切面上观察犁骨和筛骨垂直板的关系。

3. 骨性口腔 重点观察骨性口腔的上壁,即骨腭。

(三)颅底内面观 在颅底内面标本上观察颅前窝、颅中窝和颅后窝诸结构。

1. 在颅前窝确认鸡冠和筛板及筛板上的筛孔。

2. 在颅中窝确认垂体窝、视神经管、眶上裂、破裂孔、颈动脉管内口、圆孔、卵圆孔、棘孔、脑膜中动脉沟等结构。

3. 在颅后窝确认枕骨大孔、斜坡、舌下神经管内口、枕内隆凸、横窦沟、乙状窦沟和内耳门等结构。

（四）颅底外面观　颅底外面高低不平，孔裂甚多，相互间位置关系复杂。

1. 在前部确认牙槽弓和骨腭；在骨腭后方确认鼻后孔、翼突内、外侧板；在翼突外侧板根部后方寻找卵圆孔和棘孔。

2. 在后部确认枕骨大孔、枕外隆凸、枕髁、舌下神经管；在枕髁前外侧寻认破裂孔、颈静脉孔、颈动脉管外口、茎突、茎乳孔、乳突、下颌窝及关节结节。

（五）颅的侧面观　观察确认颞窝的境界及上、下颞线，确认翼点的位置，观察颧弓后方的乳突和外耳门；观察和分析颞下窝的境界及其与颞窝和翼腭窝的交通；观察和确认翼腭窝的位置及其与颞下窝、眶、颅中窝及骨性鼻腔的交通。

二、下颌骨

在游离下颌骨上辨认颏孔、颏棘、冠突、髁突、下颌头、下颌颈、下颌角、下颌孔等结构；在整颅上观察下颌头与颞骨下颌窝及其关节的关系。

三、舌骨

在游离舌骨上确认舌骨体、大角和小角。

【思考题】

1. 试述颅的分部、脑颅和面颅的组成及颅的骨性标志。

2. 试述颅底内面的三个窝及其重要结构。

3. 试述骨性鼻腔的主要结构及鼻旁窦的开口。

【绘图练习】

1. 绘出下颌骨外侧面，并标示以下结构：下颌颈、下颌切迹、下颌孔、下颌体、下颌角、下颌支。

2. 绘出颅骨侧面观，并标示以下结构：顶骨、颞骨、枕骨、外耳门、颧骨、额骨、翼点、鼻骨、泪骨、上颌骨、下颌骨。

【复习总结及填写实验报告】

第三节　四肢骨

【目的要求】

1. 观察上肢骨的组成及各骨的位置和形态。

2. 观察下肢骨的组成及各骨的位置和形态。

【标本教具】

一、标本

1. 锁骨、肩胛骨、肱骨、桡骨、尺骨、完整手骨标本。

2. 髋骨、完整骨盆标本、股骨、胫骨、腓骨、完整足骨标本。

二、挂图

运动系统四肢骨挂图。

【注意事项】

注意不要在人体全身骨架骨与骨的连接处暴力扭转。

【实验步骤及内容】

一、上肢骨

（一）上肢带骨　包括锁骨和肩胛骨。

1. 在游离锁骨上确认胸骨端和肩峰端。在游离肩胛骨上确认背侧面的肩胛冈、冈上窝、冈下窝和肩峰；在上缘确认喙突和肩胛切迹；在外侧角处确认关节盂、盂上结节和盂下结节。

2. 在整体骨架上观察锁骨与胸骨柄和肩胛骨肩峰的连接关系；观察肩胛骨关节盂与肱骨头的连接关系。

（二）自由上肢骨　包括肱骨、桡骨、尺骨、腕骨、掌骨和指骨。

1. 在游离肱骨上确认肱骨头、解剖颈、大结节、大结节嵴、小结节、小结节嵴、结节间沟、外科颈、三角肌粗隆、桡神经沟、肱骨小头、肱骨滑车、冠状窝、鹰嘴窝、外上髁、内上髁和尺神经沟；在游离桡骨上确认桡骨头、桡骨颈、桡骨粗隆、骨间缘、茎突、尺切迹和腕关节面；在游离尺骨上确认滑车切迹、鹰嘴、冠突、桡切迹、尺骨粗隆、尺骨头和尺骨茎突。

2. 在整体骨架上观察各自由上肢骨之间的连接关系，重点观察肱骨下端与桡、尺骨上端的连接关系、桡、尺骨近侧端和远侧端相互之间的连接关系；桡骨下端与近侧列腕骨之间的连接关系。在完整手骨标本上观察 8 块腕骨之间的位置关系；确认掌骨头、体、底的形态特征；确认指骨底、体和滑车的形态特征。

二、下肢骨

（一）下肢带骨　即髋骨，由髂骨、坐骨和耻骨三部分在髋臼处愈合而成。

1. 在游离髋骨标本确认髂骨、坐骨和耻骨三部分融合后的痕迹，分清三部分的位置关系，然后寻认髂嵴、髂前上棘、髂后上棘、髂结节、髂前下棘、髂后下棘、耳状面、髂窝、弓状线、坐骨棘、坐骨小切迹、坐骨大切迹、坐骨支、坐骨结节、髂耻隆起、耻骨上支、耻骨下支、耻骨梳、耻骨结节、耻骨嵴、耻骨联合面、髋臼窝、月状面和髋臼切迹等结构。

2. 在整体骨架上观察髋骨与骶骨、髋骨与股骨的连接关系。

（二）自由下肢骨　包括股骨、胫骨、腓骨、髌骨、跗骨、跖骨和趾骨。

1. 在游离股骨上确认股骨头、股骨头凹、股骨颈、大转子、小转子、转子间线、转子间嵴、粗线、臀肌粗隆、腘面、内侧髁、外侧髁、髁间窝、内上髁、外上髁和收肌结节；在游离胫骨上确认内侧髁、外侧髁、髁间隆起、腓关节面、胫骨粗隆、内踝和腓切迹；在游离腓骨上确认腓骨头、腓骨颈和外踝；观察髌骨的形态特征。

2. 在整体骨架上观察各自由下肢骨之间的连接关系，重点观察股骨下端与胫骨上端，胫、腓骨下端与距骨滑车的连接关系。在完整足骨标本上观察 7 块跗骨之间的位置关系，辨认跟骨结节；确认距骨的形态特征，寻认第 5 跖骨粗隆；观察趾骨的形态特征。

【思考题】

1. 上、下肢骨由哪些骨组成？上、下肢骨在特点上有哪些不同，为什么？

2. 在活体上能摸到上、下肢骨哪些重要结构？

【绘图练习】

1. 绘出肩胛骨的前面观，并标示以下结构：肩峰、喙突、上角、下角、关节盂。

2. 绘出肱骨的后面观，并标示以下结构：肱骨头、外科颈、桡神经沟、肱骨内上髁、肱骨外上髁、尺神经沟、肱骨小头、肱骨滑车。

3. 绘出髋骨的外面，并标示以下结构：髂前上棘、髂结节、髂嵴、髂后上棘、坐骨棘、坐骨结节、闭孔、耻骨、髋臼。

4. 绘出股骨的前面，并标示以下结构：股骨头、股骨颈、大转子、小转子、股骨体、内上髁、外上髁。

【复习总结及填写实验报告】

※护理应用专题

骨髓穿刺术

简称骨穿，是血液科的最基本诊断手法。就是为了诊断的需要，用穿刺针穿入骨髓腔，抽取少量骨髓以便做化验用。适应证为各种血液病的诊断、鉴别诊断及治疗随访；不明原因的红细胞、白细胞、血小板数量增多或减少及形态学异常；不明原因发热的诊断与鉴别诊断，可做骨髓培养，骨髓涂片找寄生虫等。

【实验目的】

1. 描述常用骨髓穿刺部位的特点。

2. 了解骨髓穿刺技术的要点。

【实验材料】

1. 模型人及挂图。

2. 一次性无菌手套，骨髓穿刺包。

【相关解剖】

穿刺部位通常选取邻近体表的松质骨，常用的部位：①髂前上棘，常取髂前上棘后上方1～2cm处作为穿刺点，此处骨面较平，容易固定，操作方便安全；②髂后上棘，位于骶椎两侧、臀部上方骨性突出部位；③胸骨柄，此处骨髓含量丰富，当上述部位穿刺失败时，可做胸骨柄穿刺，但此处骨质较薄，其后有心房及大血管，严防穿透发生危险，较少选用；④ 2岁以下婴幼儿选择胫骨粗隆前下方。

【操作要点】

不同部位穿刺方法：胸骨及髂前上棘穿刺时取仰卧位。髂后上棘穿刺时应取侧卧位。常规消毒皮肤，戴无菌手套、铺消毒洞巾，用2％利多卡因做局部浸润麻醉直至骨膜。将骨髓穿刺针固定器固定在适当长度上（髂骨穿刺约1.5cm，肥胖者可适当放长，胸骨柄穿刺约1.0cm），以左手拇、示指固定穿刺部位皮肤，右手持针于骨面垂直刺入（若为胸骨柄穿刺，穿刺针与骨面成30°～40°角斜行刺入），当穿刺针接触到骨质后则左右旋转，缓缓钻刺骨质，当感到阻力消失，且穿刺针已固定在骨内时，表示已进入骨髓腔。取下注射器，将骨髓液推于玻片上，由助手迅速制作涂片5～6张，送检细胞形态学及细胞化学染色检查。如需做骨髓培养，再接上注射器，抽吸骨髓液2～3ml注入培养液内。抽吸完毕，插入针芯，轻微转动拔出穿刺针，随将消毒纱布盖在针孔上，稍加按压，用胶布加压固定。

【注意事项】

1. 穿刺针进入骨质后避免摆动过大，以免折断。

2. 胸骨柄穿刺不可垂直进针，不可用力过猛，以防穿透内侧骨板。

3. 抽吸骨髓液时，逐渐加大负压，做细胞形态学检查时，抽吸量不宜过多，否则使骨髓液稀释，但也不宜过少。

4. 骨髓液抽取后应立即涂片。

（郭新庆）

第二章　关节学

【目的要求】

1. 观察关节的构造。

2. 观察躯干骨的连结。

3. 观察肩关节、肘关节、膝关节、骨盆的构成及功能。

4. 观察手、足的连接。

5. 观察颅骨的连结。

【标本教具】

一、标本

1. 整体骨架。

2. 部分矢状切椎骨间连结标本、寰枢关节标本、幼儿及成年整颅、颞下颌关节标本、肋椎连结标本、胸锁及胸肋关节标本、肩关节整体标本、肩关节矢状切标本、肘关节整体标本、手关节冠状切标本、上肢骨连结整体标本。

3. 骨盆（干、湿标本），髋关节整体标本、膝关节整体及矢状切标本、足关节整体及水平切标本、下肢骨连结整体标本、足湿标本。

二、挂图

关节学各部挂图。

【注意事项】

克服甲醛（福尔马林）的刺激，认真观察，爱护标本。

【实验步骤及内容】

一、纤维连结

纤维连结有韧带连结和缝两种形式。取部分矢状切椎骨间连结标本，观察相邻椎骨棘突间的棘间韧带及连结相邻椎弓板的黄韧带。取整颅标本，观察位于相邻顶骨间的少量结缔组织（矢状缝）及顶骨与额骨交界处的结缔组织（冠状缝）。

二、软骨和骨性连结

取幼儿整颅标本，观察蝶骨与枕骨间的透明软骨结合（蝶枕结合）；取幼儿骶骨标本，观察相邻骶椎间的纤维软骨连结。在成人整颅及骶骨标本上找到上述相应的连结，比较有何区别，理解骨性结合与暂时性软骨连结的关系。

三、关节

（一）关节的基本结构　在矢状切的肩关节标本上，辨认关节面（上有关节软骨）和关节囊，注意关节囊内面（滑膜层）较外面（纤维层）光滑。关节囊附着于关节软骨周缘，与其共同围成密闭的关节腔。

（二）关节的辅助结构　在完整膝关节标本上，观察连于股骨外上髁与腓骨头间的腓侧副韧带及连于股骨内上髁与胫骨内侧髁的胫侧副韧带。两者均为囊外韧带。观察位于关节囊内，连于胫骨髁间隆起与股骨内、外侧髁内侧面的两条交叉韧带及位于关节腔内的关节盘（内、外侧半月板）。在关节囊已切开的肩关节标本上，观察附于肩胛骨关节盂周缘的纤维软骨环（关节唇）。

（三）躯干骨的连结

1. 脊柱

（1）椎骨间的连结：在部分矢状切椎骨间连结标本上可见椎间盘，其中央部分为胶状物质称髓核，周围部分为呈同心圆排列的纤维环。紧贴椎体的前、后面可见纵向行走的前、后纵韧带。相邻椎弓板间借由弹性纤维构成的黄韧带相连。连于相邻椎骨棘突间的结缔组织膜为棘间韧带，其前缘与黄韧带相接。连接各棘突末端的纵行韧带为棘上韧带，其前方与棘间韧带融合。相邻横突间的结缔组织膜为横突间韧带。在关节突关节标本上，可见相邻的上位椎骨的下关节突与下位椎骨的上关节突形成关节突关节。

（2）肋椎间连结：在显示肋椎关节的标本上，观察由肋头关节面与相应胸椎椎体下、上肋凹构成的肋头关节，及由肋结节关节面与相应的横突肋凹构成的肋横突关节。

（3）寰椎与枕骨及枢椎的关节：在整体骨架上观察寰枕关节（由两侧枕髁与寰椎侧块的上关节凹构成的联合关节）的构成。在显示寰枢关节的标本上，观察由寰椎侧块的下关节面与枢椎上关节面构成的寰枕外侧关节以及由枢椎齿突与寰椎前弓后面的关节面及寰椎横韧带构成的寰枢正中关节。

（4）脊柱整体观：观察脊柱的四个生理弯曲（即颈曲、胸曲、腰曲、骶曲）的形态。

2. 胸廓　在胸锁及胸肋关节的标本上，观察由第 2~7 肋软骨与胸骨相应肋切迹构成的胸肋关节，第 1 肋与胸骨柄之间形成的软骨结合以及第 8~10 肋软骨前端与上位肋软骨借软骨间关节相连所形成的肋弓，在整体骨架上观察胸廓的构成及整体形态。

（四）颅骨的连结

1. 完整颅骨连结　取整颅标本，观察各颅盖骨间形成的缝以及颅底骨性结合。

2. 颞下颌关节　在颞下颌关节整体标本上，可见该关节由下颌骨的下颌头与颞骨的下颌窝及关节结节构成。其关节囊上方附于下颌窝和关节结节周缘，下方附于下颌颈。囊外有从颧弓根部至下颌颈的外侧韧带加强。在矢状切的颞下颌关节标本上，可见关节囊内有纤维软骨构成的关节盘将关节腔分为上下两部。关节盘前凹后凸，与关节结节和下颌窝的形态相对应。

（五）上肢骨的连结

1. 上肢带骨的连结

（1）胸锁关节：在胸锁及胸肋连结标本上，可见胸锁关节由锁骨的胸骨端与胸骨锁切迹构成。该关节的关节囊较坚韧，周围有韧带加强，囊内有纤维软骨构成的关节盘将关节腔分为外上及内下两部分。

（2）肩锁关节：在肩关节整体标本上，可见肩锁关节由锁骨的肩峰端与肩峰构成。其关节下方有连结喙突与锁骨下面的喙锁韧带加强。

2. 自由上肢骨连结

（1）肩关节：由肩胛骨的关节盂和肱骨头构成。关节盂周缘有由纤维软骨构成的盂缘。肩关节的关节囊松弛，附于关节盂周缘和肱骨解剖颈，内侧可达外科颈。肱二头肌长头起于盂上结节，经结节间沟出关节囊。肩关节关节囊上壁有连结喙突至肱骨大结节的喙肱韧带增强。肩关节的运动形式灵活，可做三轴上的运动。

（2）肘关节：取肘关节整体标本，可见该关节为复关节，由包裹在同一关节囊内的三个关节组成。肱尺关节由肱骨滑车和尺骨滑车切迹构成；肱桡关节由肱骨小头和桡骨头关节凹构成；桡尺近侧关节由桡骨头环状关节面和尺骨桡切迹构成。肘关节关节囊前后较薄，两侧韧带分别形成桡、尺侧副韧带。桡侧副韧带起自肱骨外上髁，向下止于桡骨环状韧带；尺侧副韧带起自内上髁，向下呈扇形止于尺骨滑车切迹内侧缘。桡骨环状韧带两端附着于尺骨桡切迹的前后缘，与该切迹共同围成一上口大、下口小的骨纤维环，容纳桡骨小头。

（3）前臂骨的连结：尺骨与桡骨借桡尺近侧关节、前臂骨间膜及桡尺远侧关节相连。在显示上肢关节的整体标本上，可见前臂骨间膜为一坚韧的纤维膜，附于尺、桡两骨的骨间嵴。桡尺远侧关节由尺骨小头的关节面与桡骨尺切迹以及尺骨小头下方的关节盘共同构成。关节盘为三角形的纤维软骨板，其尖端附于尺骨茎突根部、底附于桡骨尺切迹下缘。

（4）手的骨连结：取手关节冠状切标本，观察手的各关节的构成。

桡腕关节：由桡骨腕关节面和尺骨头下方的关节盘构成关节窝；手舟骨、月骨、三角骨的近侧关节面构成关节头。

腕骨间关节：为相邻各腕骨的关节面之间构成的关节。

腕掌关节：由远侧列腕骨与5个掌骨底构成，其中拇指腕掌关节由大多角骨与第一掌骨底构成。

掌指关节：由5个掌骨头与相应的近节指骨底构成。

指骨间关节：包括近侧和远侧指骨间关节，由各相邻两节指骨的底与滑车构成。

（六）下肢骨连结

1. 下肢带骨连结

（1）耻骨联合：在骨盆湿标本上，可见耻骨联合由两侧的耻骨联合面借纤维软骨构成的耻骨间盘连接而成。在冠状切面上可见耻骨间盘内常有一矢状位裂隙。耻骨联合上方有连于两侧耻骨的耻骨上韧带，下方有连于两侧耻骨下支的耻骨弓状韧带。

（2）骶髂关节：由骶骨与髂骨的耳状面相关节而成。关节面凸凹不平、关节囊紧张、前后面有骶髂前、后韧带加强。

（3）髋骨与骶、尾骨的韧带连结：在骨盆湿标本上观察下列韧带。

骶结节韧带：位于骨盆后下方，呈扇形起自骶、尾骨的后面，集中止于坐骨结节内侧缘。

骶棘韧带：呈三角形，位于骶结节韧带前方。起于骶、尾骨侧缘，集中止于坐骨棘。骶棘韧带与坐骨大切迹围成坐骨大孔；骶棘韧带、骶结节韧带和坐骨小切迹围成坐骨小孔。

（4）骨盆：在整体骨架或骨盆标本上对骨盆的构成及其形态进行观察。

2. 自由下肢骨的连结

（1）髋关节：在关节囊已切开的髋关节整体标本上观察。该关节由髋臼与股骨头构成，髋臼较深，周缘附有纤维软骨构成的髋臼唇，股骨头关节面约为2/3球面，几乎全部纳入髋臼内。股骨头凹处附有连于髋臼横韧带的股骨头韧带，此韧带被滑膜包裹，内含营养股骨头的血管。髋关节关节囊紧张坚韧，上方附于髋臼周缘及髋臼横韧带，下方附于股骨颈，前面达转子间线，但后面仅包裹股骨颈的内上侧2/3。关节囊周围有韧带加强，其中以位于关节囊前面的髂股韧带最为强大。

（2）膝关节：在膝关节整体标本上观察，该关节由股骨下端、胫骨上端及髌骨构成。其中髌骨与股骨的髌面相关节，股骨的内、外侧髁分别与胫骨的内、外侧髁相对。在股骨内、外侧髁关节面下方，垫有两块半月形关节盘称内、外侧半月板，半月板外缘肥厚，内缘锐薄。内侧半月板较大，呈"C"形；外侧半月板较小，近似"O"形。膝关节的关节囊附于各关节面周缘，囊的前壁有股四头肌腱、髌骨及髌韧带加强，囊的外侧有连于股骨外上髁和腓骨头的腓侧副韧带加强，关节囊内有被滑膜包绕的前交叉韧带和后交叉韧带，分别起于胫骨髁间隆起的前、后方，止于股骨外侧髁的内侧面及内侧髁的外侧面。

（3）胫、腓骨连结：在下肢关节整体标本上，观察由胫骨外侧髁的腓关节面与腓骨头构成的胫腓关节，连于胫、腓骨骨干的小腿骨间膜以及连接两骨下端的胫腓前、后韧带。

（4）距小腿关节：在足关节整体标本上，观察由胫、腓骨下端与距骨滑车构成的距小腿关节（又称踝关节）。该关节的关节囊前后壁薄，两侧有韧带加强。

（5）足弓：在足骨整体标本上观察足弓的构成。

内侧纵弓：跟骨、距骨、舟骨、3 块楔骨及内侧 3 块跖骨构成；

外侧纵弓：由跟骨、骰骨和外侧 2 块跖骨构成；

横弓：由骰骨、3 块楔骨和跖骨构成。

【思考题】

1. 以膝关节为例试述滑膜关节的结构。

2. 试述椎骨间连结的结构，脊柱的生理弯曲。

3. 比较肩关节和髋关节的相同与相异。

【绘图练习】

1. 绘出滑膜关节基本结构，并标示以下结构：关节面、纤维膜、滑膜、关节腔。

2. 绘出肩关节冠状切面，并标示以下结构：肱骨头、关节盂、关节囊、关节腔、肱二头肌长头腱。

【复习总结及填写实验报告】

（张争辉）

第三章 肌 学

【目的要求】

1. 观察肌的分类、构造和辅助装置。

2. 观察躯干肌的位置、分群和起止点。

3. 观察腹股沟管的结构。

4. 观察头颈肌的位置、分群和起止点。

5. 观察四肢肌的位置、分群和起止点。

【标本教具】

一、标本

1. 面肌（枕额肌、颊肌、眼口轮匝肌等），咀嚼肌（示翼内肌、翼外肌、颞肌、咬肌）。

2. 全身浅层肌（示胸锁乳突肌、胸大肌、前锯肌、腹外斜肌、斜方肌、背阔肌、三角肌、肱二头肌、肱三头肌、臀大肌、缝匠肌、股四头肌、阔筋膜张肌、股二头肌、小腿三头肌、腹直肌鞘和腹股沟管、股三角、收肌管和腘窝、三边孔和四边孔等）。

3. 颈肌（示舌骨上、下肌群、颈阔肌等），颈深肌（示前、中斜角肌、斜角肌间隙、头长肌、颈长肌等），膈肌、腹后壁肌及下肢带肌（示膈肌的三个起部、三个孔和中心腱、腰方肌、腰大肌和髂肌及腹股沟韧带、股内收肌群和髂胫束），胸背深层肌（胸小肌、肋间外肌和肋间内肌、腹内斜肌、腹横肌、菱形肌、前锯肌、肩胛提肌、竖脊肌、胸腰筋膜等）。

4. 上肢带肌、臂肌及前臂肌、前臂肌深层、臀肌深层、小腿肌、手肌和足底肌。

二、模型及挂图

1. 面肌、颈肌、咀嚼肌、手肌和足肌模型。

2. 各部肌学挂图。

【注意事项】

1. 注意爱护标本模型，不要过分用力牵拉肌肉。

2. 注意通过观察理解肌的形态、起止、配布和命名的原则。

3. 注意掌握重要肌肉的起止点及其跨越关节的情况，会分析重要肌的作用，并能在活体体表识别重要的肌性标志。

【实验步骤及内容】

在相应标本或挂图上观察。

一、躯干肌

（一）背肌

1. 背肌浅层 主要有斜方肌、背阔肌。

（1）斜方肌：位于项部和背上部，起自枕骨、项韧带、胸椎棘突，止于肩胛冈、肩峰及锁骨外侧 1/3。有提肩、降肩和使肩胛骨向中线靠拢的作用。

（2）背阔肌：位于背下部，起自下 6 位胸椎棘突、腰椎棘突、骶正中棘、髂嵴，止于肱骨小结节嵴。使肩关节后伸、内收和旋后的作用。

2. 背肌深层 主要为竖脊肌（骶棘肌）。

竖脊肌是背肌中最长最大的肌，纵行于脊柱两侧的沟内，自骶骨背面、髂嵴后份向上止于椎骨、肋骨、枕骨，使脊柱后伸并仰头。

胸腰筋膜包裹竖脊肌的深筋膜，形成其肌鞘。

（二）颈肌

1. 胸锁乳突肌　大部分为颈阔肌所盖，起于胸骨柄前面及锁骨胸骨端，斜向后外上止于颞骨乳突。一侧肌收缩使头歪向同侧、脸转向对侧并向上仰，两侧收缩时使头后仰。

2. 舌骨上、下肌群　位于舌骨上、下方，围成若干三角区，可上下运动舌骨、喉、舌，同时收缩时有降下颌骨的作用。

3. 斜角肌　起自颈椎两侧横突，分别斜行向外下止于第 1 肋（前、中斜角肌）及第 2 肋（后斜角肌），有提肋助深吸气的作用。前、中斜角肌与第一肋骨之间围成斜角肌间隙，内有臂丛和锁骨下动脉通过；前斜角肌前方有锁骨下静脉通过。

（三）胸肌

1. 胸上肢肌　起于胸廓外面止于上肢带骨或肱骨，有运动上肢的作用。上肢固定时助深吸气。包括胸大肌、胸小肌和前锯肌。

（1）胸大肌：位于胸部浅层，扇状起于锁骨内侧半下缘、胸骨和上位肋软骨，止于肱骨大结节嵴，使肩关节前屈、内收、旋前。

（2）胸小肌：在胸大肌的深面，起于第 3～5 肋外侧面，止于肩胛骨喙突，使肩胛骨向前下，并助深吸气。

（3）前锯肌：紧贴胸廓侧后壁，前缘呈锯齿状，起于上 9 肋外侧面，在肩胛下肌前面止于肩胛骨内侧缘前面。使肩胛骨向前外下。

2. 胸固有肌　参与胸壁的构成，有肋间内、外肌。肋间外肌位于肋间隙的浅层，肌纤维自后上止于前下，在肋间隙前部呈膜性称肋间外膜。提肋助吸气。肋间内肌在肋间隙的深层，肌纤维自后下止于前上，在肋角以内的肋间隙后部呈膜性称肋间内膜。降肋助呼气。

（四）膈　位于胸腹腔之间，构成胸腔底及腹腔顶，为重要的呼吸肌，与腹肌共同收缩可增加腹内压。膈是一块穹窿样的宽阔扁肌，周围为肌腹，中央为肌腱。膈的起点有 3 部分：①胸骨部（剑突后面）；②肋部（下 6 对肋）；③腰部（第 2、3 腰椎）。3 部均止于中心腱。膈上有 3 个孔：主动脉裂孔在第 12 胸椎前方，有主动脉、胸导管等通过；食管裂孔平第 10 胸椎高度，在中心腱后缘附近，有食管、迷走神经等通过；腔静脉孔平第 8 胸椎高度，在中心腱区，有下腔静脉通过。膈肌的各部起点之间留有三角形的间隙，呈膜状，缺乏肌纤维，是膈肌的薄弱区，腹腔脏器可经此突入胸腔形成膈疝。

（五）腹肌　位于胸廓与骨盆之间，分腹前外侧群（构成腹腔的前外侧壁，包括腹直肌、腹外斜肌、腹内斜肌和腹横肌）和腹后群（位于腹腔后壁，包括腰方肌和腰大肌）。

1. 腹前外侧群

（1）腹外斜肌：位于胸下部和腹部的前外侧，是腹肌中最宽大的扁肌，外侧半是肌腹，内侧半是腱膜，起自下 8 肋的外侧面，肌纤维自后上至前下，其腱膜向前内止于白线，后部纤维止于髂嵴。腹外斜肌腱膜的下缘卷曲增厚，连于髂前上棘与耻骨结节之间形成腹股沟韧带。

（2）腹内斜肌：在腹外斜肌深面，起于胸腰筋膜、髂嵴及腹股沟韧带外侧 1/2，移行为腱膜后止于腹白线。腹内斜肌和腹横肌的弓状下缘跨越精索形成腹股沟管上壁，并均有部分肌束下降形成提睾肌。

（3）腹横肌：在腹内斜肌深面，起自下 6 位肋软骨内侧面、胸腰筋膜外侧缘、髂嵴上缘及腹股沟韧带外侧 1/3，止于腹白线。腹横肌下部肌束参与形成弓状下缘和提睾肌。

（4）腹直肌：位于前正中线两侧腹直肌鞘内，起自耻骨嵴和耻骨联合上缘，止于剑突和第 5～7 肋软骨。肌的全长有数条横行的腱划将肌分成多个肌腹。

腹前外侧群肌是腹前外侧壁的主要结构，有支持保护腹腔脏器、增加腹内压及使脊柱前屈、侧屈和旋转的作用。

2. 腹后群肌

（1）腰大肌：位于腰方肌前面，起自腰椎体两侧面、横突前面止于股骨小转子。使脊柱侧屈，前屈、旋外并协助内收髋关节。

（2）腰方肌：起于髂嵴，止于第 12 肋和腰椎横突；可降第 12 肋，单侧收缩可使脊柱侧屈。

3. 腹部的局部结构

（1）腹直肌鞘：由腹外侧群 3 层扁肌的腱膜所构成，包裹腹直肌。注意在弓状线上、下的区别。

（2）白线：位于剑突与耻骨联合之间，由两侧 3 层扁肌的腱纤维交织而成，其中部有脐环，为腹壁一薄弱区。

（3）腹股沟管：位于腹前外侧壁下部，在腹股沟韧带内侧半上方，是腹肌及其腱膜之间的潜在性裂隙。男性有精索、女性有子宫圆韧带通过。它有两口四壁：腹股沟管浅环（皮下环）和腹股沟深环（腹环）；前壁、后壁、上壁、下壁。腹股沟管为腹壁薄弱区，腹腔内容物经该处突出则形成腹股沟斜疝。

二、头肌

（一）面肌 面肌又称表情肌，位于浅筋膜内，属皮肌，呈环行或辐射状，肌束短小、薄弱，收缩时牵引皮肤改变面部外形产生表情并参与语言和咀嚼等活动。

1. 眼轮匝肌 位于眼裂周围，闭合眼睑。

2. 口轮匝肌 位于口裂周围的环形肌，闭口。

3. 颊肌 位于面颊深层，使唇、颊紧贴牙齿，辅助咀嚼和吸吮。

4. 枕额肌 由前后两个肌腹及其间的帽状腱膜形成。额腹位于额部皮下止于皮肤，枕腹位于枕部皮下，附于枕骨。前者可提眉并使前额皮肤出现皱纹，后者可向后牵拉帽状腱膜。

（二）咀嚼肌

1. 咬肌 起于颧弓，止于下颌骨外面的咬肌粗隆，咬紧牙齿可在腮部皮肤表面摸到其坚硬的肌隆起。

2. 颞肌 起于颞窝，肌束呈扇形，在颧弓深面止于下颌骨的冠突。咬紧牙齿，于颧弓上方颞部可摸到其坚硬的肌隆起。

3. 翼外肌 起于翼突外侧板和蝶骨大翼，止于下颌颈。

4. 翼内肌 起于翼突，止于下颌支及下颌角内侧面。

咀嚼肌可上提下颌骨产生咀嚼运动，翼外肌和翼内肌还可以前后左右移动下颌骨。

三、上肢肌

（一）上肢带肌 起自上肢带骨，止于肱骨上端，加强稳定肩关节并作用于肩关节，可使其屈、伸、收、展、旋前和旋后。

1. 三角肌　位于肩部皮下，使肩部呈圆隆形，起自肩胛冈、肩峰及锁骨肩峰端，止于肱骨干外侧三角肌粗隆。中部肌束可外展肩关节，前、后部肌束可分别前屈内旋、后伸外旋肩关节。

2. 冈上肌　起自冈上窝，经肩关节上方止于肱骨大结节，使臂外展。

3. 冈下肌　起自冈下窝，经肩关节后方止于肱骨大结节嵴，使臂外旋。

4. 小圆肌　起自肩胛骨外侧缘背面，经肩关节后方止于肱骨大结节嵴，使臂外旋。

5. 大圆肌　在小圆肌下方，自肩胛骨下角背面止于肱骨小结节嵴前缘。可内收、旋内、后伸肩关节。

6. 肩胛下肌　起自肩胛下窝，经肩关节前方止于肱骨小结节，可使其内收和旋内。

（二）臂肌　臂肌主要运动肘关节，还能协助运动肩关节，分前后2群：

1. 臂前群肌

（1）肱二头肌：位于臂前面，肌腹呈梭形，有长、短2头。长头起自肩胛骨盂上结节，肌腱穿过肩关节，经结节间沟穿出；短头起于喙突，两头向下合并移行为肌腹，向下止于桡骨粗隆。主要作用为屈肘关节并使前臂旋后，还能屈肩关节。

（2）喙肱肌：位于肱二头肌短头内侧，自肩胛骨喙突止于肱骨中部内侧，使肩关节前屈和内收。

（3）肱肌：在肱二头肌下半的深面，自肱骨下半前面止于尺骨粗隆，可屈肘关节。

2. 臂后群肌　肱三头肌：位于臂后面，有3个起点。长头以肌腱起于肩胛骨盂下结节，外侧头起自肱骨后面桡神经沟以上部分；内侧头起自桡神经沟以下部分。3个头向下愈合移行为肌腹，以共同肌腱止于尺骨鹰嘴。可伸肘关节，长头也可使肩关节后伸和内收。

（三）前臂肌　前臂肌位于桡、尺骨的周围，共19块，多数为具有细长肌腱的长肌，多以作用命名，屈或伸肘关节、手关节，并旋前或旋后肘关节、手关节；分前、后两群。

1. 前群肌　主要为前屈及旋前的肌肉，位于前臂的前面和内侧，共9块，由浅至深分3层排列。

浅层由外向内依次为肱桡肌、旋前圆肌、桡侧腕屈肌、掌长肌、尺侧腕屈肌。肱桡肌起自肱骨外上髁上方，止于桡骨茎突，可屈肘关节，并协助前臂旋后；其余四肌都起于肱骨内上髁，分别止于桡骨中部、第2掌骨底、掌腱膜和豌豆骨。掌长肌能屈腕，另外三肌作用与名相同。

中层为指浅屈肌，自肱骨内上髁、尺骨和桡骨及骨间膜的前面起始，在前臂下部掌长肌腱和尺侧腕屈肌间可见该肌，向下分成4条肌腱穿过腕管入手掌，各肌腱通过相应屈指腱鞘后分两束止于第2～5指中节指骨体两侧。屈近侧指间关节、掌指关节及腕关节，并协助屈肘关节。

深层外侧为拇长屈肌、内侧为指深屈肌，尺桡骨下端前面有旋前方肌。拇长屈肌自桡骨及骨间膜前面起始，经腕管入拇指末节指骨底，可屈拇指。指深屈肌自尺骨及骨间膜前面起始下行，分为4条腱，通过腕管入手掌止于第2～5指的末节指骨底前面，可屈指间关节、掌指关节及屈腕。旋前方肌自尺骨下1/4前面内侧止于桡骨下1/4前面外侧，可使前臂旋前。

2. 后群肌　主要为伸腕、伸指及使前臂旋后的肌肉，位于前臂骨后面及外侧，共10块，分两层排列。浅层有5块，以伸肌总腱起自肱骨外上髁，自外侧向内侧为：

桡侧腕长伸肌：止于第2掌骨底。伸腕并外展。

桡侧腕短伸肌：止于第 3 掌骨底。伸腕并外展。

指伸肌：越过掌骨头背面 4 条腱分别形成指背腱膜，指背腱膜向下分成三束止于第 2～5 指的中节及末节指骨底背面。伸腕、伸指。

小指伸肌：止于小指中、末节指骨底。伸小指。

尺侧腕伸肌：止于第 5 掌骨底。伸腕并内收。

深层有 5 块：近侧部为旋后肌，自肱骨外上髁、尺骨后面止于桡骨上部后外侧面，使前臂旋后。远侧部有 4 块肌肉位于旋后肌下方，均起于桡、尺骨及骨间膜背面，自外侧向内侧排列：拇长展肌止于第 1 掌骨底，外展拇指；拇短伸肌止于拇指近节指骨底，伸拇指；示指伸肌止于示指中节指骨，伸示指。

（四）手肌

1. 外侧群　手掌外侧形成的肌隆起称鱼际，有 4 块（拇短展肌、拇短屈肌、拇指对掌肌及拇收肌），使拇指展、屈、对掌。

2. 内侧群　手掌内侧形成的肌隆起称小鱼际，有 3 块肌，使小指展、屈、对掌。

3. 中间群　位于掌心，包括 4 块蚓状肌和 7 块骨间肌。蚓状肌起自指深屈肌腱，经掌指关节桡侧，分别止于第 2、4、5 指背面的指背腱膜，可屈掌指关节，伸指间关节；骨间肌有骨间背侧肌 4 块，使第 2、4、5 手指离开中指；骨间掌侧肌 3 块，使第 2、4、5 手指向中指靠拢。骨间肌尚有屈掌指关节和伸指间关节的作用。

四、下肢肌

（一）髋肌

1. 前群

（1）髂腰肌：包括髂肌和腰大肌。髂肌起自髂窝，腰大肌起自第 1～4 腰椎，两肌会合后，经由腹股沟韧带深面止于股骨小转子。可屈并外旋髋关节，也协助内收；下肢固定时，可使躯干前屈、侧屈。

（2）阔筋膜张肌：位于股前外侧，起自髂前上棘，向下移行为髂胫束止于胫骨外侧髁。可紧张阔筋膜，使髋关节前屈，并能使大腿旋内。

2. 后群

（1）臀大肌：是臀部最大的扁肌，自髂后上棘及附近骨面、骶尾骨背面止于髂胫束、股骨臀肌粗隆，使髋关节后伸、旋外。

（2）臀中肌：在臀大肌深面，自髂骨翼背面止于股骨大转子前面，外展髋关节。

（3）臀小肌：在臀中肌深面，自髂骨翼背面前部止于股骨大转子尖前面，外展髋关节。

（4）梨状肌：自骶骨前面经坐骨大孔止于股骨大转子上部后面，使髋关节旋外。

（二）大腿肌

1. 前群　位于股骨前面，包括缝匠肌和股四头肌。

（1）缝匠肌：在大腿前面及内侧，为全身最长的肌，呈扁带状，起自髂前上棘止于胫骨上端内侧。屈髋、屈膝关节。

（2）股四头肌：为全身最大的肌，有四个头：股直肌起自髂前下棘；股内侧肌起自股骨粗线内侧；股外侧肌起自股骨粗线外侧；股中间肌在股直肌深面，起自股骨干前面。四个头向下形成一个肌腱，包绕髌骨后会聚为髌韧带止于胫骨粗隆。为膝关节强有力的伸肌，股直肌协助屈髋关节。

2. 后群　位于大腿后面，有股二头肌、半腱肌和半膜肌，均起于坐骨结节，止于胫、腓骨上端。

（1）股二头肌：后群外侧部分，长头起自坐骨结节、短头起自股骨粗线，汇合后止于腓骨小头。可伸髋、屈膝，并使小腿旋外。

（2）半腱肌：后群内侧部分，向下以细长的肌腱止于胫骨内侧髁后面。可伸髋、屈膝，并使小腿旋内。

（3）半膜肌：后群内侧部半腱肌深面，向下止于胫骨内侧髁后面。可伸髋、屈膝，并使小腿旋内。

3. 内侧群　位于股部内侧，属内收肌群，均能使大腿内收和外旋。起自耻骨、坐骨，止于股骨粗线以及胫骨上端，分层排列。浅层有：①耻骨肌——位于股三角底的内上部，髂腰肌内侧，有屈髋兼内收作用；②长收肌——耻骨肌内下，深面有短收肌；③股薄肌——最内侧皮下。深层有：①短收肌——在耻骨肌和长收肌的深面；②大收肌——为该群肌中最大者，部分肌束与股骨之间形成裂孔称收肌腱裂孔，内有血管通过。

（三）小腿肌　小腿肌运动膝、踝及足部关节，分3群。

1. 前群　自内侧向外侧为胫骨前肌、踇长伸肌、趾长伸肌。

（1）胫骨前肌：起自胫骨外侧面及骨间膜前面，向下移行为肌腱，经踝关节前方止于内侧楔骨及第1跖骨底上面。踝关节背屈、足内翻。

（2）踇长伸肌：起自腓骨及骨间膜前面，向下移行为肌腱，经踝关节前方止于踇趾的末节趾骨底上面。伸踇趾，踝关节背屈。

（3）趾长伸肌：起自腓骨前面及小腿深筋膜，在足背分成5条肌腱，内侧4条分别止于第2～5趾中节和远节趾骨底上面。伸趾、踝关节背屈。外侧1条止于第5跖骨底上面外侧缘，称第3腓骨肌，可使足外翻。

2. 外侧群

（1）腓骨长肌：起自腓骨外侧面上部，向下移行为肌腱，经外踝后方斜行到足底的内侧缘，止于内侧楔骨及第1跖骨底下面。可跖屈踝关节和使足外翻。

（2）腓骨短肌：在腓骨长肌深面，起于腓骨外侧面下部，其肌腱经外踝后方，止于第5跖骨粗隆。可跖屈踝关节和使足外翻。

3. 后群　后群浅层有腓肠肌和比目鱼肌（小腿三头肌）；深层自内侧向外有趾长屈肌、胫骨后肌、踇长屈肌。

（1）腓肠肌：有内、外侧头，分别起于股骨内、外侧髁后面。

（2）比目鱼肌：起自胫、腓骨上端背面，与腓肠肌会合成粗大的跟腱止于跟骨结节。屈膝关节、跖屈踝关节。

（3）趾长屈肌：起自胫、腓骨后面及骨间膜，肌腱经内踝后方至足底，止于第2～5趾远节趾骨底，屈第2～5趾并使足跖屈。

（4）胫骨后肌：起自胫、腓骨及骨间膜后面，经内踝后方至足底，止于舟骨、楔骨底下面。使足跖屈及内翻。

（5）踇长屈肌：起自胫、腓骨及骨间膜后面，经内踝后方至足底，止于踇趾远节趾骨底，屈踇趾并使足跖屈。

（四）足肌　足肌分为足背肌和足底肌。足背肌包括踇短伸肌和趾短伸肌，助伸趾。足底肌的配布和作用与手肌相似，也可分为内侧群、外侧群和中间群，但缺乏对掌肌。另外还有趾短屈肌和足底方肌，有屈趾和维持足弓的作用。

【思考题】

1. 试述膈的位置、作用，膈有哪些主要裂孔，各通过何结构？

2. 试述腹肌的层次、名称，腹部手术该如何切口？

【绘图练习】

1. 绘出背部浅层肌肉，并标示以下结构：斜方肌、背阔肌。

2. 绘出上肢浅层肌（前面），并标示以下结构：三角肌、肱二头肌、肱桡肌。

3. 绘出髋肌和大腿肌后群（浅层），并标示以下结构：臀中肌、臀大肌、股二头肌。

【复习总结及填写实验报告】

※护理应用专题

肌内注射术

【实验目的】

1. 描述三角肌区的结构特点。

2. 了解三角肌注射要点。

3. 描述臀部的结构特点。

4. 了解臀肌注射要点。

【实验材料】

1. 上、下肢离体标本、模型及挂图。

2. 模型人。

3. 一次性注射器。

【相关解剖】

1. 三角肌形态和分区　三角肌起自锁骨外侧 1/3、肩峰、肩胛冈，尖向下止于肱骨三角肌粗隆，从前、外、后三方包绕肩关节。一般从肌的纵横方向三等分处分别作水平线和垂直线将全肌分为九个区，以 A、B、C 表示上、中、下三部分，以 1、2、3 表示前、中、后三部分。

2. 臀部层次

（1）皮肤：臀部皮肤厚，有发达的皮脂腺和汗腺。

（2）浅筋膜：富含脂肪，其厚度有较大的个体差异，且不同部位亦有差别。近髂嵴处和臀下部脂肪较多，有 2~4cm，形成厚厚的脂肪垫，在髂前上棘后区较薄，约 0.8cm，骶骨后面及髂后上棘附近很薄，长期卧床此处受压易形成褥疮。浅筋膜内分布有动脉、浅静脉、淋巴管和皮神经。

（3）深筋膜：臀部深筋膜又称臀筋膜，上部附着于髂嵴，分两层包绕臀大肌，内侧部愈着于骶骨背面，外下与大腿阔筋膜相延续。臀筋膜损伤是腰腿痛的原因之一，称臀筋膜综合征。

（4）肌层：臀肌分三层，浅层为臀大肌和阔筋膜张肌，中层有臀中肌和梨状肌等，深层为臀小肌和闭孔外肌。臀肌之间有大量血管和神经穿行。

（5）臀部血管和神经：

1）梨状肌上孔穿行的结构：主要为臀上动、静脉及臀上神经。臀上动脉起自髂内动脉后干，自梨状肌上孔穿至臀部，分为深、浅两支。浅支行于臀大肌深面，营养该肌；深支位于臀中肌深面，营养臀中肌、臀小肌及髋关节。臀上静脉与臀上动脉伴行注入髂内静脉。

2) 梨状肌下孔穿行的结构：由内向外依次为阴部内血管及阴部神经，臀下动、静脉和臀下神经，股后皮神经及坐骨神经。

【操作要点】

一、三角肌区注射

1. 注射部位的选择　三角肌 A2 区、B2 区肌肉较厚，平均为 1.4cm，没有大血管及神经通过，是注射的安全区，进针深度为 2.5～3.0cm；A1 区、B1 区、A3 区肌层稍薄，有腋神经的分支分布，但分支较细，为注射的相对安全区。B3、C3 区有腋神经和桡神经通过，是注射的危险区，禁止注射；C1、C2 区肌肉菲薄，不宜注射。

2. 穿经层次　依次经过皮肤、浅筋膜、深筋膜至三角肌。

二、臀肌注射

1. 臀肌注射定位

（1）臀大肌注射定位：应避开梨状肌上、下孔血管神经的穿行部位，故选择臀部的外上区域较为安全。

（2）臀中、小肌注射定位：选择髂前上棘后区较为安全。

2. 注射体位　以使臀肌自然放松为原则。多取侧卧位，下方腿微屈，上方腿自然伸直；亦可取俯卧位，足尖相对，足跟分开或取坐位。

3. 注射方法与穿经结构　针头垂直于皮肤，快速进针。臀大肌注射刺入 2.5～3cm，臀中、小肌注射深度略浅。依次经过皮肤、浅筋膜、臀肌筋膜至臀大肌（或臀中、小肌）。

【注意事项】

1. 三角肌不发达者不宜选用三角肌注射，以免刺至骨面，造成折针，必要时可捏起三角肌斜刺进针。

2. 三角肌注射 A3 区内注射时针头勿向后下偏斜，以免损伤桡神经。

3. 三角肌注射 A1、B1 区注射时注意针尖勿向内斜，以免伤及腋窝内的血管及臂丛神经。

4. 臀肌注射要垂直进针，勿偏内或偏外，特别在外上象限注射区内下角注射时，针尖切忌偏向内下，以免伤及血管神经，偏外则易触及髂骨引起剧痛。

5. 臀肌注射注意进针深度，勿过深和过浅。过深易触及骨面，过浅达不到肌肉时易引起皮下硬结及疼痛。

6. 臀肌注射新生儿臀区较小，臀肌发育不良，不宜做臀肌注射，必要时可进行股外侧肌注射。

（王海蓉）

第二篇
内　脏　学

第四章　消化系统

【目的要求】

1. 观察消化系统的各组成器官。

2. 观察消化管各段的位置、连续关系并说出其形态结构特点。

3. 观察肝的位置和形态。

4. 观察胆囊的位置和形态，胆囊底的体表投影及肝外胆道的组成和通连关系。

5. 观察胰的位置和形态。

【标本教具】

一、标本

1. 消化系统全套标本。

2. 头颈正中矢状切（示鼻、咽、喉）标本。

3. 离体胃、肝、肠、肝外胆道，三大唾液腺及导管标本。

4. 切开的十二指肠、直肠及肛管标本。

5. 十二指肠、胰腺及脾标本。

二、模型及挂图

1. 肝、咽、脾和胰模型。

2. 各相关内容挂图。

【注意事项】

1. 除观察固定标本外，对于口腔、牙、舌、口咽要重视活体观察。

2. 观察时注意爱护标本，避免破坏。

【实验步骤及内容】

一、口腔

（一）口腔各壁　在活体上利用压舌板观察口腔的前壁、外侧壁、上壁和口底。注意辨认腭帆、腭垂、腭舌弓、腭咽弓和腭扁桃体。腭帆为软腭后部游离的部分，腭垂为腭帆后缘中央向后下方的突起。自腭帆向两侧延伸的两条弓形皱襞，前面的称腭舌弓，后面的称腭咽弓，二者之间的隐窝称扁桃体窝，腭扁桃体位于其间。

（二）舌及口腔底　在活体上观察舌背面，在舌前 2/3 与舌后 1/3 交界处可见"∧"形的界沟，沟的顶端有舌盲孔。沿界沟前方排列有 7～11 个呈圆形突起的轮廓乳头。舌根部黏膜内有淋巴组织聚集成的大小不等的突起，称舌扁桃体。

在头面部的正中矢状切面、舌的冠状切面上观察舌肌。颏舌肌起于下颌骨内面的颏棘，止于舌体和舌根。

（三）牙　在活体、模型及标本上观察。

（四）大唾液腺　在标本上观察。

1. 腮腺　位于耳郭（廓）的前下方、下颌支与胸锁乳突肌之间的窝内，表面略呈三角形。腮腺管从腮腺前缘上端发出，至咬肌前缘转向内穿面颊部开口于口腔外侧壁，开口位置在平对上颌第二磨牙颊黏膜处。

2. 下颌下腺 位于下颌骨体内侧，腺管由深面发出向前开口于舌下阜。

3. 舌下腺 位于舌下襞黏膜内，腺体呈长椭圆形。舌下腺大管开口于舌下阜，另有多条小管开口于舌下襞。

二、咽

在头颈部正中矢状切面上观察。

（一）咽的形态 咽为一上宽下窄、前后略扁的肌性管道，上起颅底，下至第6颈椎下缘续为食管。软腭水平以上为鼻咽，会厌水平以下为喉咽，中间为口咽。各部前壁均不完整。鼻咽侧壁上的圆拱形隆起为咽鼓管圆枕，其下方的开口称咽鼓管咽口，圆枕后方的隐窝称咽隐窝；口咽部两侧壁上有腭扁桃体及腭咽弓；喉咽部喉口两侧各有一深陷的梨状隐窝。

（二）咽的淋巴组织 在鼻咽的侧壁有咽鼓管扁桃体，后壁有咽扁桃体。口咽有腭扁桃体、舌扁桃体。它们都围绕在口咽和鼻咽的周围呈环形，有重要的防御功能，称为咽淋巴环。

三、食管

在完整尸体上观察食管各部，注意其行程和各部的毗邻关系。在颈段行于气管和第7颈椎之间。在胸段行于脊柱前方和胸主动脉右侧，向下越过胸主动脉前方入食管裂孔。腹段很短，续胃贲门。食管的三个狭窄除穿膈肌处较明显外，其余都不明显，应结合X线片观察。

四、胃

在完整尸体上观察。大部分位于左季肋区，小部分位于腹上区。仅胃的前壁小部分与腹前壁相邻，胃小弯邻肝左叶，胃大弯邻膈、脾，胃后壁邻胰腺。利用游离胃标本观察。胃小弯为其右侧缘或上缘，胃大弯为其左侧缘或下缘。入口处为贲门，用手捏因无明显括约肌而较柔软。出口处为幽门，有较厚的环形括约肌，捏之较硬。

近贲门处为胃的贲门部；自贲门水平向上突出的部分为胃底部；中间大部分为胃体部；近幽门的部分为幽门部。幽门部左侧较为扩大称幽门窦，右侧呈管状为幽门管。角切迹为小弯侧的最低点急弯处，可认为是胃体部与幽门部的分界标志。

五、小肠

（一）十二指肠 在模型、标本上观察十二指肠的分部以及与胰腺的关系，在完整尸体上观察其位置和毗邻。

1. 上部 紧接幽门，位于肝的下方。从前上走向右后下，长约4cm。

2. 降部 沿脊柱右侧下降，在第3腰椎水平向左移行为水平部。在剖开的标本上观察其内侧缘的十二指肠大（小）乳头及黏膜皱襞。

3. 水平部 从右至左横过下腔静脉及第3腰椎。

4. 升部 在主动脉前方斜向左上至第2腰椎体左侧，移行为十二指肠空肠曲。注意拉动十二指肠空肠曲，辨认十二指肠悬肌，该肌主要由结缔组织和平滑肌等构成，将十二指肠空肠曲固定在腹后壁，为手术中确认空肠起始的重要标志。

（二）空肠与回肠 在完整尸体上观察空回肠的位置、起止点。空肠主要位于左上腹部，起于十二指肠空肠曲；回肠主要位于右下腹部，止于回盲部，二者并无明显分界。轻轻提起肠管，探查其肠系膜根部可发现它从左上腹行向右髂窝，放回肠管时勿让系膜扭转。在游离标本上观察空、回肠壁的厚薄、黏膜皱襞稀疏及高度。取一小段肠壁剪开后对光观察，见到许多散在的芝麻大小不透光的结节即为孤立淋巴滤泡，成片的椭圆形不透光区即为集合淋巴滤泡。注意总结空回肠的结构差异。肠壁颜色只在活体时才有区别。

六、大肠

在完整尸体上观察

（一）盲肠与阑尾　盲肠，呈盲囊状，位于右髂窝内。连于盲肠后内侧壁的小突起为阑尾，形如蚯蚓。阑尾与盲肠的位置关系变化多端，因人而异。利用游离标本剪开观察回盲瓣的构造。在完整尸体的腹壁上学会如何确定阑尾的体表投影。

（二）结肠　首先辨认结肠带、结肠袋和肠脂垂，并与回肠进行比较。在完整尸体上向盲肠方向追踪三条结肠带，找到它们在盲肠末端的汇合点，注意与阑尾的关系。结肠分升结肠、横结肠、降结肠和乙状结肠4部。升结肠在右侧向上行走；横结肠从肝下方向左侧横行；降结肠从脾的下方向左髂窝下行；乙状结肠位于左髂窝呈弯曲状，于第3骶椎前方移行为直肠。因横结肠和乙状结肠的肠系膜较长，它们的活动度较大，位置的个体差异也大。其余两部相对比较固定。注意结肠左曲、结肠右曲的位置和毗邻关系。

（三）直肠　在正中矢状切面的盆腔标本上观察直肠的位置和弯曲，骶曲凸向后，尾曲（会阴曲）　凸向前。注意观察男、女性直肠前面的毗邻关系，男性直肠前邻膀胱底、精囊、输精管壶腹、前列腺。女性直肠前邻子宫、阴道上部。在游离标本上观察剖开的直肠。注意直肠壶腹内的三个横襞。

（四）肛管　在剖开的游离标本上观察，内面的6～10条纵行的黏膜皱襞即肛柱，连接相邻两肛柱下端的黏膜皱襞为肛瓣，肛窦为相邻两肛柱下端和肛瓣共同围成的开口向上的小囊袋。肛柱下端、肛瓣相互连接，在肛门上方形成一锯齿状的黏膜皱襞环，称为齿状线。肛梳、白线均位于齿状线的下方，在标本上难于辨认，可在模型上观察。

七、消化腺

（一）肝　用离体的肝标本、肝模型配合观察。

外形及分叶：肝是一不规则的楔形实质器官。它的上面接触膈肌称膈面，在膈面上有一纵行的镰状韧带将其分为左右两叶。下面与其他脏器接触称脏面。在脏面的中部有一"H"形沟，即左侧纵沟、右侧纵沟和横沟。左侧纵沟的前半含有由脐静脉闭锁而成的肝圆韧带（即脐静脉索，向前离开此沟后即被包裹在镰状韧带的游离缘中，连于肚脐），左侧纵沟的后半含有静脉导管闭锁而成的静脉韧带。右侧纵沟的前半，有一长圆形浅窝称为胆囊窝，右侧纵沟的后半有一深而长的窝称为腔静脉沟，内有下腔静脉。二纵沟之间的横沟称为肝门，是肝固有动脉、肝门静脉、肝左、右管以及神经和淋巴管进出的门户，这些进出肝门的结构被结缔组织包在一起称"肝蒂"。以此"H"形沟裂可以把肝分成四叶，右侧纵沟右侧的区域为右叶，左侧纵沟左侧的区域为左叶。左右纵沟之间，横沟以前的区域称方叶；横沟以后的区域称尾状叶。

（二）肝外胆道　胆囊位于胆囊窝内，呈梨形。胆囊管弯曲向下行至小网膜右缘内，与肝总管会合成胆总管。循胆总管向肝门处追踪，可见肝总管由左、右肝管汇合而成，向下方追踪，可见胆总管经十二指肠降部与胰头之间下行，在十二指肠降部中点斜穿肠壁开口于十二指肠大乳头。

（三）胰　观察胰腺及十二指肠标本及模型，并结合完整尸体观察。

1. 外形及分部　胰腺大部分位于腹上部，可分为头、体、尾三部，三部之间并无明显界限。胰头被十二指肠包绕，胰体占胰的大部，胰体的左端是胰尾，较细，与脾接触。

2. 胰腺导管　观察标本或有关模型，可见一条与胰腺长轴平行的白色细管，此导管从左走向右，沿途收纳许多小管，在胰头与十二指肠降部之间与胆总管汇合成肝胰壶腹，共同开口于十二指肠大乳头，有时可见副胰管开口于稍上方的十二指肠小乳头。

【思考题】

1. 插胃管需经过哪些器官、哪些生理狭窄？

2. 咽通过哪些结构与周围器官相通？

3. 叙述胆汁产生的部位以及空腹与进食后胆汁的排出途径？

【绘图练习】

1. 绘出消化系统模式图，并标示以下结构：口腔、咽、食管、胃、十二指肠、空肠、回肠、盲肠、阑尾、升结肠、降结肠、乙状结肠、直肠、肛管、肝、胆囊、胰腺。

2. 绘出胃的形态和分部并标示下列结构：贲门、幽门、胃底、胃体、幽门部、胃大弯、胃小弯。

3. 绘出肝外胆道，并标示下列结构：肝左管、肝右管、肝总管、胆总管、胆囊管、胆囊底、胆囊体、胆囊颈。

【复习总结及填写实验报告】

※护理应用专题

一、胃和十二指肠插管术

【实验目的】

1. 描述腹部的体表标志。

2. 了解洗胃术的操作要点。

【实验材料】

1. 男、女性腹腔矢状断面的离体标本、模型及挂图。

2. 模型人。

3. 胃管、引流管。

【相关解剖】

1. 口腔上、下颌牙咬合时，口腔前庭可借第 3 磨牙后方的间隙与后部的固有口腔相通。经口腔插管时，若患者牙关紧闭，可从该间隙进入。

2. 经鼻插管时须通过鼻中隔与鼻甲之间（总鼻道），其形态受下鼻甲和鼻中隔形态的影响而改变，正常鼻中隔接近正中矢状位，多偏向左侧，故两侧总鼻道不尽相同。插管时应先检查两侧鼻腔，选择通气较好的一侧进行插管。

3. 咽峡部和咽部富含三叉神经、舌咽神经和迷走神经的感觉神经末梢，感觉敏锐，受刺激易引起恶心、呕吐。经鼻插管可减少对舌根、腭唇等的刺激，但在通过咽腔时亦应尽量避免对咽后壁的刺激。

4. 食管呈前后略扁的漏斗状肌性管道，其长度与躯干长度呈正比，成年男性长约 25.3cm，女性长约 23.6cm，新生儿 8～10cm。全长有 3 处生理性狭窄，在插管时通过狭窄部位易引起食管黏膜损伤。

5. 胃腔膨大且弯曲，导管易盘绕，故插入胃内后吞咽宜慢。幽门处有环形平滑肌增厚形成的幽门括约肌，腔内有环形黏膜皱襞（幽门瓣），插管通过时较为困难，故进行十二指肠插管时，可嘱患者做适当活动，使胃肠蠕动加快，以促使导管通过幽门进入十二指肠。

【操作要点】

1. 概念　胃和十二指肠插管术是经口腔或鼻腔入路，将导管经咽、食管插入胃或十二指肠内，主要用于洗胃、鼻饲、抽取胃液或胃肠减压等，也可用于对胃、十二指肠进行内镜检查和组织活检。

2. 插管体位和途径　患者可取仰卧位、半卧位和坐位。根据患者情况选择经口腔或鼻腔插管。因经鼻腔入路可避免张口疲劳，且无咽峡部刺激可减少恶心、呕吐，故临床较常用。插管依次经口（或鼻）、咽、食管进入胃和十二指肠。

3. 插管长度　成人咽部长 12cm，食管全长约 25cm，自切牙至食管穿膈处（第三狭窄）约 40cm，贲门至幽门长约 25cm，故十二指肠插管一般达 70～75cm。临床一般以自患者鼻尖或口唇经耳垂至剑突的长度来估算胃插管长度。

4. 操作技术　将导管涂以润滑剂，用镊子夹住，自一侧鼻孔缓慢插入，当通过咽部时，指导患者做吞咽动作，深呼吸，使导管顺利经食管进入胃内。插入 50cm 后，用注射器抽吸，如有胃液，则证明胃管在胃内。若为十二指肠插管，应抽出全部胃内容物，协助病人取右侧卧位，并抬高床尾 15～20cm，当引流管插入至 70cm 时，测定引流液的酸碱度，若为碱性，证明引流管已进入十二指肠。

【注意事项】

1. 经鼻腔插管时，其方向应先稍上，而后平行向后下，使胃管经鼻前庭沿固有鼻腔下壁靠内侧滑行，注意鼻中隔前下部的易出血区，避免损伤黏膜。

2. 当胃管进入鼻道 6～7cm 时，立即向后下推进，避免刺激咽后壁的感受器而引起恶心。

3. 喉口是插管误入气管的入口，应注意及时关闭。当胃管进入咽部时，嘱患者做吞咽动作，喉上提，会厌向后下封闭上提的喉口，同时喉前移，使平时紧张收缩的食管口张开，有利于插管进入食管。对于昏迷患者不能吞咽者，插管前应使其头后仰，当胃管插入 15cm 时，将患者头部托起，使下颌靠近胸骨柄，以增大咽部通道的弧度，使胃管延咽后壁滑至食管。

4. 导管进入胃内后，吞咽速度不宜过快，一般掌握每分钟 1～2cm 为宜，过快可致导管在胃内盘曲。

二、灌肠术

【实验目的】

1. 描述大肠和直肠的有关特征。

2. 了解灌肠术的操作要点。

【实验材料】

1. 男、女性腹腔矢状断面的离体标本、模型及挂图。

2. 模型人。

3. 一次性注射器、肛管。

【相关解剖】

1. 大肠的长度　大肠在右髂窝内起自回肠，下端终于肛门，全长 1.5m，包括盲肠、阑尾、结肠、直肠和肛管五部分。成人肛管长 3～4cm，儿童长 2～3cm，新生儿长约 1.5cm；直肠在穿盆膈处续肛管，向上在第 3 骶椎处续乙状结肠；乙状结肠、降结肠、横结肠和升结肠分别长 40～45cm、25～30cm、40～50cm、12～20cm；盲肠长 6～8cm。根据不同的诊疗目的，导管插入的深度不同，一般多插入直肠或乙状结肠。

2. 直肠的有关特征

（1）直肠横襞：直肠的行程并不直，在矢状面上有直肠骶曲和会阴曲，在冠状面有三个侧弯自上而下呈右-左-右形式。直肠黏膜上有 2～3 个半月形直肠横襞，其中上直肠横襞距肛门约 11cm，偶见呈环形，此时肠腔有不同程度狭窄；中直肠横襞最大，位置较恒定，位于直肠右前壁，距肛门约 7cm，是直肠镜观察、判断肿瘤位置的标志。

（2）狭窄处：直肠与乙状结肠移行处是大肠最狭窄的部位，又是肿瘤、息肉及溃疡的好发部位，故在灌肠时插管进入 15～20cm 时应予注意。

【操作要点】

1. 体位选择　一般取左侧卧位，可使乙状结肠、降结肠处于下方，有利于灌肠液利用重力流入。

2. 插管深度　不保留灌肠插入肛门 7～10cm，保留灌肠插入 10～20cm。直肠镜检查可根据检查目的插入 3～20cm。

【注意事项】

1. 术前排尿。

2. 插管要轻柔，沿直肠的弯曲缓慢插入，避免损伤肠黏膜，特别在插入 7cm、11cm 时注意直肠横襞，在 15～20cm 时注意腔狭窄。

（葛红梅）

第五章 呼吸系统

【目的要求】

1. 观察呼吸系统的各组成器官。
2. 观察鼻旁窦的组成并指出开口部位。
3. 观察喉的位置并说出喉的分部。
4. 观察气管的位置和分部并说出左、右主支气管的区别。
5. 观察肺的位置并识别肺的形态。
6. 观察肺门、肺根并在标本上指出其位置。
7. 观察胸膜组成并指出肋膈隐窝的位置。
8. 观察肺和胸膜下界的体表投影。
9. 观察纵隔的位置。

【标本教具】

一、标本

1. 头颈正中矢状切（示鼻、咽、喉）标本。
2. 离体喉、气管、肺标本。
3. 切开喉标本。
4. 肺段标本。

二、模型及挂图

1. 咽、喉模型。
2. 肺及肺段模型。
3. 各相关内容挂图。

【注意事项】

1. 呼吸系统的结构比较小，须仔细观察。
2. 观察时动作要轻，以免损坏标本。

【实验步骤及内容】

一、鼻

（一）外鼻　活体观察。

（二）鼻腔　取头部正中矢状切面标本观察，可见鼻腔被鼻中隔分成左、右两个，每个鼻腔又分为鼻前庭、固有鼻腔二部。

1. 鼻前庭　位于鼻腔前下方鼻翼内面，内表面为皮肤，生有粗短的鼻毛。

2. 固有鼻腔　具有上、下、内、外四壁，内表面为厚而富含血管的黏膜。其中上壁狭长，上邻颅前窝；下壁宽平即口腔上壁；内侧壁即鼻中隔；外侧壁结构最复杂，表面有三片结构向内下突出，前后方向平行排列，由下而上为下鼻甲、中鼻甲、上鼻甲，每鼻甲的下方有前后纵行的空隙称为鼻道，由下而上依次为下鼻道、中鼻道、上鼻道。在上鼻甲后上方的小陷凹称蝶筛隐窝。蝶筛隐窝及各鼻道内分别有鼻旁窦和鼻泪管的开口。除蝶窦开口于蝶筛隐窝，后筛窦开口于上鼻道外，其余鼻旁窦均开口于中鼻道，鼻泪管开口于下鼻道。

二、喉

（一）喉的软骨 在模型或标本上观察。

1. 甲状软骨 为喉软骨中最大的一块，组成喉的前、外侧壁，由两个对称四边形软骨板构成。两板前缘于正中线上相连形成前角，前角上端向前突出叫喉结，可在体表摸到，成年男性特别突出。两板后缘游离，向上、向下各形成一突起称上角和下角。下角与环状软骨形成关节。

2. 环状软骨 形如戒指，位于甲状软骨的下方。环状软骨的后部宽大称环状软骨板，前部狭窄称环状软骨弓。

3. 杓状软骨 左、右各一，位于环状软骨板上缘的两侧，形如三角锥状，尖向上，底向下。底有向前、向外两突起，外侧突为肌突，前突为声带突。

4. 会厌软骨 形如树叶，下部细长，上部宽阔，下端贴附在甲状软骨前角的内面，前面稍隆凸，后面凹陷对向喉腔。

（二）喉的连结 在喉标本或模型上观察以下结构，环甲关节和环杓关节对照挂图观察。

弹性圆锥 为弹性纤维组成的膜状结构，自甲状软骨前角的后面，向下、向后附着于环状软骨上缘和杓状软骨声带突。此膜的上缘游离，紧张于甲状软骨前角与杓状软骨声带突之间，称声韧带。弹性圆锥前份较厚，张于甲状软骨下缘与环状软骨弓上缘之间，称环甲正中韧带。

（三）喉腔 在喉腔的标本上观察。

1. 喉口 会厌上缘两侧向后下方延伸的黏膜皱襞称杓状会厌襞，两侧的杓状会厌襞在喉口后端相连处稍下陷，称杓间切迹。由会厌上缘、两侧杓会厌襞及杓间切迹所围成的椭圆形开口为喉口。

2. 喉腔的界域和分部 自喉口至环状软骨下缘之间的腔为喉腔，内表面贴有黏膜。约在喉腔中段的两侧壁上，有两对前后平行的黏膜皱襞突入腔内。上一对为前庭襞，两侧前庭襞之间的裂隙称前庭裂；下一对皱襞为声襞，内有声韧带及声带肌，位于两侧声襞之间的裂隙为声门裂。在喉口与前庭裂平面之间的部分叫喉前庭。前庭裂平面至声门裂平面之间部分叫喉中间腔，喉中间腔向两侧突出的囊状间隙称喉室。声门裂以下为声门下腔，接气管。

三、气管、支气管及肺

在打开胸腔的标本或游离的带气管的肺标本上观察。

气管为一软骨膜性管，管的后面扁平与食管紧邻，起自环状软骨下缘（平第 6 颈椎下缘处）下行至第 4、5 胸椎体交界处（平胸骨角水平）分为左、右主支气管进入两肺。右侧主支气管较陡直而粗短，左主支气管较平斜而细长。

肺为呼吸系统的主要器官，左、右各一，位于胸腔内，两肺间隔以纵隔。在取下的肺标本上观察，首先区别左、右肺。左肺为两叶，右肺为三叶，左肺前缘有心切迹。其次观察肺的形态，肺有一尖、一底、二面和三缘。肺尖：圆锥形。前面高出锁骨内侧 1/3 上方 2～3cm。肺底：位于膈肌上面，向上凹又名膈面。胸肋面：对向肋及胸骨。内侧面：亦称纵隔面，对向纵隔，此面中间的凹陷称肺门。前缘：为肋面与纵隔面前部之间反折处，左肺的前缘在第四肋以下有一明显的凹陷称心切迹。下缘：为围绕肺底的边缘。后缘：为内侧面与肋面后部之间，圆钝而不明显。两肺均可见自后上斜向前下的斜裂。右肺另有一自斜裂水平向前达肺前缘的水平裂。左肺斜裂前上为上叶，后下是下叶。右肺由斜裂和水平裂划分为上叶、中叶和下叶。

肺根与肺门：进出肺的结构包括支气管、肺动脉、肺静脉、支气管动脉、支气管静脉、神经和淋巴管等被结缔组织包绕在一起称肺根，这些结构出入肺的部位称肺门。

四、胸膜和纵隔

在打开胸腔的标本上观察。

胸膜根据部位不同，有不同的名称，紧贴在肺表面发亮而反光的一层为脏胸膜。它与肺组织贴得很紧，不易撕开。贴在胸壁内面的为壁胸膜，因所在部位的不同又分为四部分：贴在肋骨与肋间肌内面的部分为肋胸膜，贴在膈上面的为膈胸膜，贴在纵隔上的为纵隔胸膜，壁胸膜的最高部分为胸膜顶，超过锁骨内侧 1/3 的上方 2～3cm，达到颈根部。壁胸膜与脏胸膜是相互连续的。将肺的前缘轻轻推向外侧，则可以看到脏胸膜与纵隔胸膜在肺根处直接连续。在壁胸膜与脏胸膜之间的空腔就是胸膜腔，胸膜腔是封闭的浆膜囊，左、右各一个，左侧胸膜腔与右侧的胸膜腔彼此互不相通。正常时，胸膜腔内只有极少量液体。在壁胸膜的各部分相互移行之处，可留有一定的间隙，肺缘不深入其间，称胸膜隐窝。每侧肋胸膜和膈胸膜转折处有肋膈隐窝。

纵隔为两侧纵隔胸膜间的脏器与结缔组织的总称，主要包括心脏、心包、大血管、气管、支气管、食管等。

【思考题】

1. 滴氯霉素眼药水时，咽部感到苦味，为什么？

2. 请问气管腔内的异物易坠入哪一侧主支气管内？为什么？

【绘图练习】

1. 绘出呼吸系统模式图，并标示下列结构：鼻腔、咽、喉、气管、左主气管、右主支气管、肺尖、肺底。

2. 绘出纵隔分区示意图，并标示下列结构：胸骨、第一肋、脊柱、膈、上纵隔、前纵隔、中纵隔、后纵隔。

【复习总结及填写实验报告】

※护理应用专题

气管切开术

【实验目的】

1. 描述气管的结构特点。

2. 了解气管切开术的操作要点。

【实验材料】

1. 模型人。

2. 手术刀、气管固定套管。

【相关解剖】

1. 颈部的安全三角区　是指环状软骨下缘及双侧胸锁乳突肌内侧缘所构成的倒三角解剖区域。气管切开在该三角区内进行，可避免大血管的损伤。

2. 颈段气管　上起于环状软骨下缘，向下达胸骨上窝第 7～8 气管环，在颈段第 2～4 气管环表面有甲状腺部横跨，而气管切开要求切开的气管为第 2～4 气管环，不能低于第 5

环，故个别病例如甲状腺肿大者增加了气管切开的难度；第 7～8 气管环的前方有无名动、静脉跨越；颈段气管后方与颈段食管相邻，故气管切开中切开气管环应是向上挑开气管环，以免切入过深伤及气管后壁及食管壁，形成气管-食管瘘。

【操作要点】

1. 部位选择

（1）颈前横切口：在环状软骨下方 2～3cm，即相当于第 2～3cm 或 3～4cm 气管软骨环处做一长 2～3cm 的切口。颈前部皮肤较薄，移动度大，做横切口与皮肤纹理方向一致，利于愈合，且术后瘢痕不明显。

（2）颈前纵切口：自环状软骨下缘至颈静脉切迹上缘一横指处沿正中线做一 3～5cm 的纵行切口。

在体表，将两侧胸骨乳突肌前缘与颈静脉切迹之间的三角区域，称为气管切开的安全三角，气管切开在此三角区内沿中线进行，可避免损伤颈部大血管。

2. 体位　病人仰卧位，肩下垫一软枕，使头尽量后仰，颈部保持正中位。若病人呼吸困难，不能平卧时，可采用半坐卧位。

3. 切开层次及操作方法　依次切开皮肤、皮下组织、颈浅筋膜，结扎颈前静脉，分离胸骨舌骨肌、胸骨甲状肌及甲状腺峡部，暴露气管，于正中线处切开第 3～4 或 4～5 气管软骨环，撑开气管切口，吸出气管内分泌物及血液，插入套管并固定。

【注意事项】

1. 在颈静脉切迹附近操作时应注意，避免损伤胸膜顶及肺尖，导致气胸。

2. 切口不易过高，应在第 2 气管软骨环以下，不能切断环状软骨和第 1 气管软骨环，以免导致喉腔狭窄。

3. 手术始终沿气管前正中线进行，偏离正中线有可能损伤颈部大血管导致出血。

4. 切口不宜过低，因愈接近胸骨，气管的位置愈深，气管安全三角区愈窄，容易损伤颈总动脉和颈内静脉。故行气管切开术时，不应低于第 5 气管软骨环。

5. 切开气管时用力不可过猛，以免穿透气管后壁进入食管，造成气管食管瘘。

（薛爱芹）

第六章 泌尿系统

【目的要求】

1. 观察泌尿系统的各组成器官。
2. 观察肾的形态、位置和毗邻关系，找出肾区的位置并说出其临床意义。
3. 观察肾的被膜层次和名称，说出肾的剖面所见结构名称。
4. 观察输尿管的起始、分部和狭窄部位。
5. 观察膀胱的形态结构，指出其位置，并指出膀胱三角的界限。
6. 观察尿道的位置，说出女性尿道的特点。

【标本教具】

一、标本

1. 泌尿系统原位器官的标本。
2. 肾冠状剖面。
3. 男性泌尿生殖整体标本，显示膀胱三角的标本。
4. 男、女性盆腔矢状切标本。

二、模型及挂图

各相关模型及挂图。

【注意事项】

1. 爱护标本，仔细观察。
2. 肾筋膜不易分辨，参考有关挂图。

【实验步骤及内容】

一、肾

（一）形态　肾是成对的实质性器官，左肾比右肾稍长、稍厚，左肾一般重于右肾。肾分上、下两端，前、后两面，内、外两缘。内侧缘中部凹陷称肾门。出入肾门的结构被结缔组织包裹在一起合称肾蒂。注意肾蒂结构的排列关系。

（二）位置及毗邻　肾位于腹后壁的上部，仅前面覆有腹膜。左肾的上端平第 11 胸椎下缘，下端平第 2 腰椎下缘；右肾上端平第 12 胸椎上缘，下端平第 3 腰椎上缘。第 12 肋分别斜过左肾后方的中部和右肾后方的上部。两肾上端均紧邻肾上腺；肾后面上 1/3 借膈与肋膈隐窝相邻；肾后下 2/3 与腰大肌、腰方肌和腹横肌相邻；左肾前面邻胃、胰、空肠、脾和结肠左曲；右肾前面邻十二指肠、肝右叶和结肠右曲。在背部位于竖脊肌的外侧缘与第 12 肋所形成的夹角处称为肾区（脊肋角），深面为肾，是肾的叩诊部位。

（三）结构　肾门向肾中央续于一个较大的腔称为肾窦，它是由周围的肾实质围成的腔隙，其内容纳肾小盏、肾大盏、肾盂、肾动脉的分支、肾静脉的属支以及神经、淋巴管和脂肪组织等。肾实质可分为皮质和髓质两部分。肾皮质主要位于肾实质的浅层。肾髓质位于肾实质的深层，约占肾实质厚度的 2/3，由 15～20 个锥形的肾锥体构成，肾锥体的底部朝向肾皮质，尖端朝向肾窦，称为肾乳头。肾皮质嵌入两个肾锥体之间的部分，称为肾柱。

（四）被膜　肾的表面有三层被膜，自内向外依次为纤维囊、脂肪囊和肾筋膜。纤维囊为紧贴实质表面的一层由致密结缔组织构成的薄膜。脂肪囊位于纤维囊外面，为包绕于肾及肾上腺周围的脂肪组织。肾筋膜位于脂肪囊的外周，分前、后两层包裹在肾、肾上腺及它们周围的脂肪囊周围。肾筋膜的前、后层在外侧和上方相互融合在一起，内侧前层与对侧相延续，后层与腰大肌筋膜融合，下方两层分开，输尿管行于两层之间。

二、输尿管

输尿管为一对扁而细长的肌性管道，仅前面覆有腹膜。起自肾盂下端，终于膀胱。输尿管按行程可分为腹段、盆段和壁内段三部分。腹段：自肾盂至小骨盆入口处，左、右输尿管分别越过左髂总动脉末端和右髂外动脉起始部的前面。盆段：自小骨盆入口处至膀胱底。输尿管盆段在女性经过子宫颈的两侧，距子宫颈外侧 1.5～2.0cm 处，有子宫动脉越过其前上方。在男性有输精管越过输尿管下端的前方。壁内段：为斜穿膀胱壁的部分。输尿管的管腔有三处狭窄：①肾盂与输尿管移行处；②跨越小骨盆入口处；③斜穿膀胱壁处，这些狭窄处常是输尿管结石滞留的部位。

三、膀胱

膀胱空虚时呈锥体形，可分为尖、体、底和颈四部，各部之间没有明显的界线。膀胱尖朝向小骨盆前上方。膀胱底呈三角形，朝向后下方。尖与底之间的大部分称膀胱体。膀胱体的下部有尿道内口，围绕尿道内口部分称膀胱颈。在膀胱底的内面有一三角形区域，由于缺少黏膜下层，无皱襞，此区域称为膀胱三角。此三角位于膀胱底两侧的两输尿管口与前下方的尿道内口之间。

成人排空的膀胱位于小骨盆腔的前部，膀胱的前方邻耻骨联合，膀胱底的后方在男性邻精囊腺、输精管壶腹和直肠；在女性邻子宫和阴道。膀胱颈在男性下邻前列腺，在女性下方直接邻接尿生殖膈。膀胱上面有腹膜覆盖，隔腹膜与乙状结肠和回肠相邻。腹膜在男性向后延续为直肠膀胱陷凹，在女性向后延续为膀胱子宫陷凹。

四、尿道

女性尿道较男性尿道直而短且较宽，长度仅约 5cm。起于膀胱颈部的尿道内口，经阴道前方行向前下方，穿经尿生殖膈，开口于阴道前庭的尿道外口。

【思考题】

1. 请结合肾的组织结构用箭头表示尿生成及排出所经过的结构。

2. 为何女性容易发生膀胱炎？

【绘图练习】

1. 绘出男性泌尿生殖系统模式图，并标示下列结构：肾、输尿管、膀胱、输精管、精囊、前列腺、阴茎、尿道、睾丸、附睾。

2. 绘出肾冠状切面图，并标示下列结构：肾皮质、肾锥体、肾乳头、肾小盏、肾大盏。

【复习总结及填写实验报告】

※护理应用专题

导尿术

【实验目的】

1. 描述男、女性尿道的结构特点。

2. 了解导尿术的操作要点。

【实验材料】

1. 男、女性盆腔矢状断面的离体标本、模型及挂图。

2. 模型人。

3. 一次性注射器、导尿管、一次性引流袋。

【相关解剖】

1. 男性尿道的结构特点　男性尿道长 16～22cm，管径平均 5～7mm，分三部（前列腺部、膜部和海绵体部）、三处狭窄（尿道内口、膜部和尿道外口）、三处膨大（前列腺部、球部和舟状窝）及两个弯曲（耻骨下弯和耻骨前弯）。

（1）分部：尿道海绵体部（临床称前尿道）长 12～16cm；膜部长 1～1.2cm；前列腺部长 2.5～3cm。膜部和前列腺部统称后尿道。

（2）狭窄：尿道外口是尿道最狭窄处，呈前后纵向裂隙，长约 6mm，可扩张通过外径 10mm 的导管；膜部是穿行尿生殖膈的部分，被尿道括约肌环绕，肌痉挛时可使膜部更为狭窄；尿道内口有平滑肌构成的尿道内括约肌环绕。

（3）膨大：前列腺部管径最粗。膀胱结石在排出途中易在膨大处滞留，既可成为尿潴留的原因，又是导尿管通过的障碍。

（4）弯曲：耻骨下弯约成直角，凹向前上，包括前列腺部、膜部和海绵体部的起始部，此弯曲恒定无变化，导尿管插入时应顺其弯曲轻柔进入，防止损伤尿道；耻骨前弯凹向后下，提起阴茎可使弯曲变直。

2. 女性尿道的结构特点　女性尿道起于膀胱的尿道内口，向下穿尿生殖膈，开口于阴道前庭中阴道口的前方。

（1）长度及直径：女性尿道较短而宽，无弯曲。长 3～5cm，直径 6～8mm，较男性尿道易于扩张，扩张后直径可达 10～13mm。

（2）尿道外口：未婚女子的两侧大阴唇自然合拢，尿道外口隐于小阴唇之间，故插管时应分开大、小阴唇以显露阴道前庭，确认尿道外口。尿道外口位于阴蒂和阴道口之间，距阴蒂 2～2.5cm，距阴道口 1cm。

（3）括约肌：尿道内口环绕有环形平滑肌增厚形成的尿道内括约肌；穿尿生殖膈处有尿道阴道括约肌同时对尿道和阴道起紧缩作用。若患者过于紧张，括约肌痉挛，可造成插管困难。

【操作要点】

1. 体位　仰卧位，两腿分开。

2. 操作技术　男性患者需上提阴茎使耻骨前弯消失变直，将包皮后推以显露尿道外口，插入约 20cm 有尿液流出后再继续插入 2cm；女性患者要分开大、小阴唇，仔细辨认尿道外口，插入约 4cm 有尿液流出后再插入 1cm。

【注意事项】

1. 手法要轻柔，以免损伤尿道黏膜。

2. 男性尿道在尿道球部向后凹陷，导尿管进入狭窄的膜部较为困难，可轻轻转动导尿管。

3. 因刺激造成括约肌痉挛导致插管困难时，切勿强行插入，应稍事休息，使患者放松后再缓慢插入。

4. 导尿管误入阴道后，一定要更换导管再插，以免污染尿道。

（田荆华）

第七章 生殖系统

【目的要求】

1. 观察男性生殖系统的组成及各器官的位置、形态和结构。

2. 观察女性生殖系统的组成及各器官的位置、形态和结构。

【标本教具】

一、标本

1. 男性泌尿生殖整体标本。

2. 男性盆腔矢状切标本。

3. 附睾及睾丸纵切面标本。

4. 前列腺、精囊腺，部分膀胱及阴茎解剖标本。

5. 显示阴囊及精索层次的解剖标本。

6. 女性泌尿生殖整体标本。

7. 女性完整骨盆，女性盆腔矢状切标本。

8. 离体子宫及其固定装置标本。

二、模型及挂图 各相关模型及挂图。

【注意事项】

1. 睾丸的微细结构以及精索和阴囊的层次在标本上不易分辨，可参考有关模型及挂图。

2. 注意爱护标本，避免破坏。

【实验步骤及内容】

一、男性生殖系统

（一）男性生殖器概况 在男性泌尿生殖系统整体标本及男性盆腔正中矢状面标本、模型上进行观察。

在阴囊内，每侧有一卵圆形的睾丸，紧贴其后上端的是附睾，附睾尾部延续为一条细长的管道即输精管。它穿经腹股沟管进入盆腔，至膀胱底的后面，末端膨大为输精管壶腹。在其外侧，左右各有一表面凹凸不平的精囊腺，其外形比输精管壶腹稍大。在膀胱颈的下方，有一栗子状的腺体即前列腺，有尿道穿过。在盆腔正中矢状面上，可见一细小的射精管，斜穿前列腺，开口于尿道的前列腺部。前列腺的后面紧邻直肠，临床上可通过直肠指检触及前列腺。尿道球腺呈豌豆样大小，左右各一，位于尿生殖膈内，其排泄管开口于尿道球部。

（二）阴囊与睾丸

1. 阴囊 为一皮肤囊袋，位于阴茎的后下方。阴囊的皮肤很薄，呈暗褐色，成人生有少量阴毛。在切开阴囊壁的标本上观察，皮肤的深面为肉膜，是阴囊的浅筋膜，缺乏脂肪但含有平滑肌纤维，故在活体时，能随外界温度的变化而舒缩。皮肤与肉膜紧密相连，肉膜在正中线向深部发出阴囊中隔，将阴囊腔分隔为左、右两部，分别容纳两侧的睾丸与附睾。肉膜以内是精索外筋膜、提睾肌、精索内筋膜三层结构，它们不易分开，再往里是睾丸鞘膜的壁层，见鞘膜的脏层衬于睾丸表面，但睾丸的后缘及附睾贴附之处均无鞘膜被覆。脏层与壁层之间为密闭的鞘膜腔，脏、壁两层在睾丸的后缘相互移行。

2. 睾丸　在分离的标本上观察睾丸的形态，可见其表面光滑，分内、外两面，上、下两端，前、后两缘，其上端及后缘紧贴着附睾。肉眼观察纵行切开的睾丸，可见表层较厚的为睾丸白膜。白膜在睾丸后缘增厚并凸入睾丸内，形成睾丸纵隔，可观察到结缔组织将睾丸实质分隔为许多锥体形的睾丸小叶。

（三）附睾、输精管及精索

1. 附睾　上端膨大为附睾头，贴附于睾丸上端。中部扁圆为附睾体，连于睾丸后缘。下端变细为附睾尾，附睾尾向内上弯曲移行为输精管。

2. 输精管　是附睾管的直接延续，其管壁厚，肌层发达，管腔细小，外径约 3mm，而内径只有 1mm。用手触摸时呈圆索状，有一定的坚实感。按其行程可分为 4 部：①睾丸部——位于睾丸后缘，自附睾尾端，沿附睾内侧上行。②精索部——介于睾丸上端至腹股沟管浅环之间，此部位置浅表，易于触知，是输精管结扎的常用部位。③腹股沟部——位于腹股沟管内，行腹股沟疝修补术时，注意勿伤及此结构。④盆部——是输精管最长的一段，自腹股沟管深环出来后，向下沿盆侧壁行至膀胱底的后面，在此两侧输精管接近并扩大成输精管壶腹。壶腹的末端又变细，与精囊腺的排泄管汇合成射精管。

3. 精索　为一对柔软的圆索状结构，自腹股沟管的深环延至睾丸的上端。提起精索，用两指轻轻一捏，可感觉到其内有一条细的圆索状结构，有坚实感，即是输精管。当切开精索表面的被膜后，细心找出输精管，它位于精索的后内侧。除输精管外，精索内还有动脉、静脉丛、神经和淋巴等结构。

（四）精囊和射精管　在膀胱底的后面，输精管壶腹的外侧，各有一表面凹凸不平的囊状器官即精囊腺。其排泄管向下与同侧的输精管末端汇合成射精管。在男性盆腔正中矢状面模型上，可看到射精管，它斜穿前列腺，开口于尿道前列腺部。

（五）前列腺　在男性盆腔正中矢状面模型上，可见前列腺位于膀胱颈与尿生殖膈之间，尿道穿过前列腺，形成尿道的前列腺部。前列腺的后面紧邻直肠。在离体的男性生殖标本上，前列腺像栗子样大小，质地坚实，其上端宽大为前列腺底，下端细小为前列腺尖，底与尖之间为前列腺体。体的后面正中有一纵行的浅沟，为前列腺沟。当患前列腺肥大症时，此沟变浅或消失，同时增生的腺组织可向内压迫尿道，引起排尿困难。

（六）尿道球腺　呈豌豆样大小，左、右各一，埋藏于尿生殖膈内。在标本上不易寻找，可在男生殖泌尿系模型或挂图上了解。其排泄管细长，开口于尿道球部。

（七）阴茎　在原位整体标本上观察阴茎的形态和位置。可见阴茎的后端为阴茎根，附着在耻骨下支和坐骨支上。中部呈圆柱状的为阴茎体，悬于耻骨联合的前下方。体的前端为阴茎头，其尖端处有一矢状位的尿道外口，在腹侧有一皮肤皱襞，连于包皮与尿道外口之间，此即包皮系带。临床进行包皮环切术时，应注意避免损伤包皮系带。

在阴茎横切标本上，可见阴茎由三个海绵体构成。每个海绵体的外面都包有一层坚厚的白膜，三个海绵体的外面又共同包有阴茎浅、深筋膜和皮肤。位于背侧的两个为阴茎海绵体，位于腹侧的一个为尿道海绵体，其中央部可见尿道。

（八）男性尿道　在男性盆腔正中矢状切标本及模型上观察。

男性尿道全长约 16～22cm，起自膀胱的尿道内口，向下穿经前列腺、尿生殖膈和阴茎，终于尿道外口。因此，可分为前列腺部、膜部（即穿过尿生殖膈的这段）和海绵体部。临床将前列腺部和膜部称为后尿道，海绵体部称为前尿道。

男性尿道有三处狭窄：即尿道内口、膜部和尿道外口。这与食管、输尿管的三处狭窄相类似，即起始处、中部和末端。三个扩大：即尿道前列腺部、尿道球部和尿道舟状窝。尿道前列腺部内腔呈梭形扩大，是尿道最宽处。两个弯曲：一个为耻骨下弯，位于耻骨联合下方，包括尿道前列腺部、膜部和海绵体部的起始处，形成凹面向上的弯曲，此弯曲属于尿道的固定部；另一个为耻骨前弯，位于耻骨联合的前下方，凹面向下，在阴茎根与体之间。将阴茎上提，此弯曲变直。临床上进行男性尿道插入器械或导管时，即采取这种位置。

二、女性生殖系统

（一）内生殖器

1. 卵巢　在离体的女性内生殖器和女性盆腔正中矢状切面标本或模型上，观察卵巢的形态、位置和固定装置。

首先在盆腔侧壁髂内、外动脉起始部的夹角内（即卵巢窝）找到卵巢。卵巢呈扁的椭圆体，质较坚韧，约相当于本人拇指远节大小，表面凹凸不平有瘢痕（未排卵者表面光滑）。内侧面朝向盆腔，外侧面与盆腔侧壁相贴。上端称输卵管端，与输卵管相接触；下端称为子宫端，借卵巢固有韧带与子宫相连。前缘称为卵巢系膜缘，借卵巢系膜与子宫阔韧带相连；后缘称为独立缘。卵巢系膜为卵巢前缘与子宫阔韧带之间的腹膜皱襞，内有至卵巢的血管、淋巴管、神经等。卵巢悬韧带（又称骨盆漏斗韧带）为起自骨盆入口（髂总动脉分叉处）向下连于卵巢上端之间的腹膜皱襞，内含卵巢血管、淋巴管、神经丛、结缔组织和平滑肌等。卵巢固有韧带（又称卵巢子宫索）起自卵巢下端，经子宫阔韧带的双层腹膜之间连至子宫底的两侧，由结缔组织和平滑肌构成，呈条索状。

2. 输卵管　利用离体的女性内生殖器和女性盆腔正中矢状切面标本或模型观察输卵管位置、分部及各部的形态结构特点。

首先在子宫阔韧带的上缘、子宫与卵巢之间找到输卵管，其内侧端的开口称为输卵管子宫口；外侧端的开口称为输卵管腹腔口。输卵管由内侧向外侧分为四部：①输卵管子宫部——由输卵管子宫口向外穿子宫壁至子宫底的一段，管道最短、管径最细。②输卵管峡——由子宫底水平向外达卵巢下端的一段，管道直、管径细、管壁厚。③输卵管壶腹——自卵巢下端经卵巢系膜缘向外上行至卵巢输卵管端的一段，管道弯曲、管径粗、管壁薄，占输卵管全长的 2/3。④输卵管漏斗——为输卵管外侧端呈漏斗状膨大的部分，其末端周缘的指状突起称为输卵管伞。

3. 子宫　利用游离的子宫、女性盆腔正中矢状切面标本（或模型）观察子宫的形态和位置。

首先在盆腔中央、膀胱与直肠之间找到子宫。成年人子宫呈前后稍扁的倒置梨形，子宫外形可分为三部：①子宫底——为输卵管子宫口水平以上、子宫上端向上突出的部分，宽而圆隆。②子宫颈——为子宫下端长而狭细的部分，呈圆柱形。子宫颈的下段突入阴道内，称为子宫颈阴道部；其上段位于阴道以上，称为子宫颈阴道上部。③子宫体——为子宫底与子宫颈之间的大部分，上宽下窄。子宫峡：为子宫颈与子宫体之间相互移行的部分，较狭细。子宫位于骨盆腔的中央、膀胱与直肠之间；子宫底位于骨盆入口平面以下，朝向前上方；子宫颈朝向后下方，其下端在坐骨棘平面的稍上方，接阴道；两侧为输卵管和卵巢。成人子宫的正常姿势是轻度的前倾前屈位，前倾指子宫颈长轴与阴道长轴之间向前开放的夹角稍大于 90°；前屈指子宫体的长轴与子宫颈的长轴之间形成的一个向前开放的夹角约为 170°。

在子宫冠状切面标本或模型上观察子宫内腔。子宫内腔可分为上、下两部：①子宫腔

——位于子宫体内的腔，呈底在上的前后扁的三角形，底的两侧借输卵管子宫口与输卵管相通，尖向下延续为子宫颈管。②子宫颈管——在子宫颈内的管腔，呈梭形，其上口通子宫腔，下口通阴道，称子宫口。未产妇的子宫口为圆形，经产妇的子宫口为横裂形。子宫口的前缘称为前唇，后缘称为后唇。

在离体的女性内生殖器和腹膜完整的女性盆腔标本（或模型）上观察子宫的韧带。

1）子宫阔韧带　覆盖子宫前、后面的腹膜自子宫侧缘向两侧延伸的双层腹膜皱襞，称为子宫阔韧带，向外、向下分别至盆腔侧壁和盆底，与盆壁腹膜相续。子宫阔韧带可分为三部分：①输卵管系膜——即输卵管与卵巢系膜、卵巢固有韧带之间的双层腹膜皱襞，内含至输卵管的血管、神经和淋巴管等。②卵巢系膜——为卵巢前缘与子宫阔韧带之间的双层腹膜皱襞，内含至卵巢的血管、神经和淋巴管等。③子宫系膜——是子宫阔韧带的其余部分，内含至子宫的血管、神经、淋巴管以及子宫圆韧带、子宫主韧带等。

2）子宫圆韧带　起于子宫底两侧，在子宫阔韧带前层的覆盖下向前外侧弯行，穿过腹股沟管，终止于大阴唇的皮下，由结缔组织和平滑肌构成，呈圆索状。

3）子宫主韧带　起自子宫颈两侧，止于骨盆侧壁，由结缔组织和平滑肌构成。

4）骶子宫韧带　从子宫颈后面的上外侧，向后绕过直肠两侧，附于骶骨前面，由结缔组织和平滑肌构成。

4. 阴道　首先在盆腔中央、子宫下方、尿道与肛管之间找到一扁的肌性管道——阴道。阴道壁由黏膜、肌层和外膜组成。阴道前壁较短，后壁较长，平时前后壁相贴，呈塌陷状态。阴道下部穿尿生殖膈，以阴道口开口于阴道前庭的后部。处女阴道口周围的黏膜皱襞，称为处女膜。处女膜破裂后所残留的黏膜痕迹，称为处女膜痕。阴道上端宽阔，包绕子宫颈阴道部，两者之间形成的环形间隙称为阴道穹，可分为前部、后部和左、右侧部。其中，阴道穹后部位置最深，并与直肠子宫陷凹相邻。

（二）外生殖器　在完整女性会阴部和会阴肌标本或模型上观察阴阜、大阴唇、小阴唇、阴蒂、阴道前庭、前庭大腺和前庭球的位置、形态结构。

（三）女性乳房　在显示女性乳房、乳腺的标本（或模型）上观察其位置、形态和构造。

乳房位于胸前壁的浅筋膜内。成年女性乳房上至第2~3肋，下至第6~7肋，内侧至胸骨旁线，外侧可达腋中线。乳头平第4肋间隙或第5肋。成年女性未产妇的乳房为半球形，乳房中央有乳头，其顶端有输乳孔。乳头周围的色素皮肤区，称为乳晕，其表面的小隆起深面有乳晕腺。乳房由皮肤、纤维组织、脂肪组织和乳腺等构成。乳腺由15~20个乳腺叶构成，每个乳腺叶又可分为若干个乳腺小叶，各乳腺小叶的排泄管在乳腺叶内汇成一条总排泄管，称为输乳管，行向乳头，在近乳头处扩大成为输乳管窦，其末端变细，开口于输乳孔。乳腺叶及乳腺小叶之间被脂肪组织和致密结缔组织分隔。乳腺的纤维束连于深面的胸肌筋膜及浅面的皮肤，称为乳房悬韧带。

【思考题】

1. 内脏器官有哪些门？在何位置？各门有哪些结构通过？

2. 一个男性肾盂结石患者，经过服药治疗后结石排出体外，需经过哪些狭窄和弯曲？

3. 叙述精液产生的部位和排出的具体途径。

【绘图练习】

1. 绘出男性骨盆正中矢状断面，并标示下列结构：耻骨联合、膀胱、直肠膀胱陷凹、直肠、肛管、尿道前列腺部、尿道膜部、尿道海绵体部、尿道内口、尿道外口、阴茎头、阴茎体、耻骨下弯、耻骨前弯。

2. 绘出女性骨盆正中矢状断面，并标示下列结构：卵巢、卵巢悬韧带、子宫底、子宫体、子宫颈、直肠子宫陷凹、直肠、阴道后穹、膀胱、尿道外口、阴道口。

【复习总结及填写实验报告】

（刘　湛）

第八章 腹 膜

【目的要求】
1. 观察腹膜与脏器的关系。
2. 观察大网膜、小网膜的位置，小网膜的分部，网膜囊和网膜孔的位置与交通。
3. 观察腹膜形成的系膜、韧带和陷凹的位置。

【标本教具】
一、标本
1. 腹腔原位标本。
2. 腹腔正中矢状面及经网膜孔的横断面标本。
二、模型及挂图
1. 腹腔正中矢状切面模型及通过网膜孔的横断面模型。
2. 腹膜相关挂图。

【注意事项】
网膜等结构纤薄，一定要爱护标本，动作轻柔，不要用力拉扯。

【实验步骤及内容】
腹膜：在腹腔原位标本、腹腔正中矢状切面模型、通过网膜孔的横断面模型以及相关挂图上观察腹膜以及有关结构。

腹膜为全身面积最大、配布最复杂的浆膜，薄而光滑，呈半透明状。衬于腹、盆腔壁内面的腹膜称为壁腹膜或腹膜壁层；覆盖于腹、盆脏器表面的部分称为脏腹膜或腹膜脏层；二者互相延续、移行，共同围成不规则的潜在性腔隙为腹膜腔。男性腹膜腔为一封闭的腔隙；女性腹膜腔借输卵管腹腔口经输卵管、子宫、阴道与外界相通。

一、腹膜与腹盆腔脏器的关系

（一）腹膜内位器官　是指各面几乎全被腹膜所覆盖的器官，如胃、十二指肠上部、空肠、回肠、盲肠、阑尾、横结肠、乙状结肠、脾、卵巢、输卵管等。

（二）腹膜间位器官　是指大部分被腹膜覆盖，仅有少部分未被腹膜覆盖的器官，如肝、胆囊、升结肠、降结肠、直肠上段、子宫、充盈的膀胱等。

（三）腹膜外位器官　是指仅一面被腹膜覆盖，其余面均不覆盖腹膜的器官，如肾、肾上腺、输尿管、胰、十二指肠降部和下部、直肠中下部等。

二、腹膜结构

（一）网膜　由双层腹膜构成，薄而透明，两层间夹有血管、神经、淋巴管及结缔组织等。

1. 小网膜　是自肝门向下移行至胃小弯和十二指肠上部的双层腹膜结构。其左侧部从肝门至胃小弯称肝胃韧带；右侧连接肝门与十二指肠上部，称肝十二指肠韧带。

2. 大网膜　是连于胃大弯和横结肠之间的双层腹膜结构，形似围裙覆盖于空、回肠和横结肠前方。

3. 网膜囊　是位于小网膜和胃后方的扁窄间隙，又称小腹膜腔。

（二）系膜

1. 小肠系膜　是将空、回肠连于腹后壁的双层腹膜结构。

2. 阑尾系膜　呈三角形，将阑尾连于肠系膜下方，阑尾的血管、淋巴管、神经走行于系膜的游离缘内，故阑尾切除时，应从系膜游离缘进行血管结扎。

3. 横结肠系膜　是将横结肠连于腹后壁的横位腹膜结构。

4. 乙状结肠系膜　是将乙状结肠固定于左下腹部的双层腹膜结构。

（三）韧带

1. 肝的韧带

（1）镰状韧带：是位于膈穹窿下方和肝上面之间矢状位的双层腹膜结构，位于前正中线右侧。

（2）冠状韧带：呈冠状位，分前、后两层，由膈下及肝上面的腹膜移行而成。前层向前与镰状韧带相延续。前、后两层间相隔较远处的肝表面未被腹膜覆盖的区域称为肝裸区。冠状韧带左、右两端前、后两层彼此粘贴增厚形成了左、右三角韧带。

2. 脾的韧带

（1）胃脾韧带：是连于胃底和脾门之间的双层腹膜结构。

（2）脾肾韧带：是自脾门至左肾前面的双层腹膜结构，韧带内含胰尾及脾血管、淋巴管、神经丛等。

（3）膈脾韧带：是脾肾韧带向上连于膈下面的结构，由膈与脾之间的腹膜构成。

3. 胃的韧带　包括肝胃韧带、胃脾韧带、胃结肠韧带和胃膈韧带等。

三、腹膜陷凹

主要位于盆腔内，男性在膀胱与直肠之间有直肠膀胱陷凹；女性在膀胱与子宫之间有膀胱子宫陷凹；直肠与子宫之间为直肠子宫陷凹，也称 Douglas 腔，较深，与阴道后穹间仅隔以薄的阴道壁。站立或半卧位时，男性直肠膀胱陷凹和女性直肠子宫陷凹是腹膜腔的最低部位，故积液多存于这些陷凹内。

【思考题】

胃前壁或后壁穿孔时，胃内容物流向有什么不同？若胃后壁穿孔，需进行手术缝合，在打开腹膜腔后，需切断什么结构才能到达胃后壁？

【绘图练习】

绘出腹膜（女性正中矢状断面）模式图，并标示下列结构：肝、胃、横结肠、大网膜、小网膜、膀胱子宫陷凹、直肠子宫陷凹。

【复习总结及填写实验报告】

（刘增福）

第三篇
内分泌器官

第九章　内分泌器官

【目的要求】

1. 观察甲状腺的形态并指出其位置。
2. 观察甲状旁腺的形态并指出其位置。
3. 观察肾上腺的形态并指出其位置。
4. 观察垂体的位置、形态。

【标本教具】

一、标本

1. 新生儿显示全身内分泌腺的标本。
2. 颈部喉、气管带甲状腺的标本。
3. 头部正中矢状切面标本。

二、模型及挂图

1. 头部正中矢状切面标本及模型。
2. 腹膜及内分泌相关挂图。

【注意事项】

垂体较小，参照挂图观察。

【实验步骤及内容】

利用新生儿显示全身内分泌腺的标本，结合挂图对全身内分泌腺进行观察。

内分泌系统由全身各部的内分泌腺组成，按其存在的形式可分为两大类。内分泌器官：甲状腺、甲状旁腺、肾上腺、垂体、松果体、胸腺。内分泌组织：胰腺内的胰岛、睾丸内的间质细胞、卵巢内的卵泡和黄体等。

一、甲状腺

利用新生儿标本、喉和气管带甲状腺的标本、模型观察辨认。

甲状腺位于颈前部，贴附于喉和气管上部的两侧和前方，呈"H"形。左、右侧叶上达甲状软骨的中部，下抵第6气管软骨环水平。两侧叶之间的甲状腺峡，位于第2～4气管软骨环的前方，有时自峡向上伸出一个锥状叶，较长者可达舌骨。甲状腺峡有时缺如，使左、右侧叶分离。

二、甲状旁腺

利用甲状腺标本和模型，结合挂图观察辨认。

甲状旁腺位于甲状腺侧叶的后面，一般是两对黄豆大小的扁椭圆形小体。上一对多在甲状腺侧叶后面的中、上 1/3 交界处，下一对常在甲状腺侧叶后面的下部、甲状腺下动脉附近。

三、垂体

利用头部正中矢状切面、脑干带垂体和松果体的标本和模型观察辨认。

垂体呈椭圆形，位于颅中窝、蝶骨体上面的垂体窝内，硬脑膜形成的鞍膈下方。垂体借其上方的漏斗穿过鞍膈连于下丘脑，分为前方的腺垂体和后方的神经垂体两部分。

四、肾上腺

在新生儿标本上观察辨认。

肾上腺在腹膜之后,是成对的腹膜外位器官,位于肾的上内方。肾上腺与肾共同包被在肾筋膜内,但有单独的纤维囊和脂肪囊,肾下垂时,肾上腺不随之下降。肾上腺左侧较大近似半月形,右侧稍小呈三角形。

五、松果体

利用头部正中矢状切面、脑干带垂体和松果体的标本和模型观察。

松果体是形似松果状的椭圆形小体,位于背侧丘脑后上方与上丘之间的浅凹内,并借其柄连于第三脑室顶的后部。

【绘图练习】

给出颈前部甲状腺(前面),并标示下列结构:甲状腺峡、侧叶、甲状软骨、气管。

【复习总结及填写实验报告】

(郭新庆)

第四篇
脉管系统

第十章 心血管系统

第一节 心

【目的要求】

1. 观察心的形态、位置及心各腔结构及其相互关系。
2. 观察冠状动脉的起始、行程和分布。
3. 观察心的传导系统。
4. 观察心包及心包腔的结构。

【标本教具】

一、标本

1. 打开胸前壁的完整尸体。
2. 离体心（包括完整的和显露各腔的）。
3. 标记有传导系的牛心瓶装标本。
4. 离体肺、心脏。

二、模型及挂图

1. 心模型、塑料心脏模型。
2. 脉管系总论相关内容挂图。

【注意事项】

1. 置心于解剖学位置后再行观察。
2. 分清心脏各腔。

【实验步骤及内容】

一、心的位置及外形

在打开胸前壁的完整尸体上观察，可见心位于中纵隔内，居两肺之间，膈肌之上，外面裹以心包。翻开心包的前份，可见心略呈圆锥形，约2/3在身体正中线的左侧，1/3在正中线的右侧。心似倒置的圆锥体，心尖钝圆，朝向左前下方，心底较宽与大血管相连，朝向右后上方，故心的长轴是倾斜的，约与正中矢状面成45°角。心除一尖一底外，还有两面三缘。前面在胸骨体和肋软骨的后方，称胸肋面；后下面贴附在膈上，称膈面。右缘圆钝而近垂直；左缘钝而斜；前下缘较锐，位置水平。左缘和前下缘在心尖处相接。

心分为右心房、右心室、左心房、左心室四部分。在心的胸肋面右上部可见一沟，顺右下方追索至前下缘，再将心翻起，可见此沟在心底与膈面交界，然后向左上行，绕左缘的上端，向上向前到前面，除了肺动脉基部之外，几乎绕心一周，此沟叫冠状沟，相当于心房与心室的分界故又名房室沟。在胸肋面，可见近左缘处由冠状沟发出伸向心尖的沟，称为前室间沟；在膈面近右缘处可见自冠状沟发出伸向心尖的沟称后室间沟。此两纵沟即为左、右心室在心胸肋面的分界。

右心房在胸肋面冠状沟的右上方与右缘之间，构成心的右缘及心底右侧一小部分。右心房上方连上腔静脉。下方连下腔静脉。从上腔静脉前方至下腔静脉的一条不甚明显的纵行浅沟，此即界沟。右心房向左前方突出的耳状结构叫右心耳。

在右心房的左侧占胸肋面大部分的区域即为右心室，几乎构成下缘的全部。其上部呈圆锥形称动脉圆锥，由此向左后上延伸的大血管为肺动脉干。冠状沟以前、后室间沟与左缘之间的区域为左心室，它占膈面大部分和胸肋面小部分，构成心尖和几乎左缘的全部。

在离体心的右后上方观察，可见心底的大部分由左心房构成。左心房近似四边形，左、右两侧各有两条肺静脉通入。

二、心腔

在切开的离体心标本或模型上观察。

1. 右心房　右心房的后上方为上腔静脉的入口，后下方为下腔静脉的入口，前下方是右房室口，此口通入右心室。在右房室口与下腔静脉入口之间有一小的开口为冠状窦口。

2. 右心室　将右心室前壁向下揭开，可见室腔呈锥形，底为右房室口，尖向左前下方。在右房室口周缘有三个近似三角形质软而薄的瓣膜，称三尖瓣。右心室室腔向左上延续的部分，称漏斗部或动脉圆锥。此部壁平滑，自此向肺动脉口观察，可见其周围有三个半月形的瓣膜，为肺动脉瓣。

3. 左心房　在心底处找到左心房。左心房的前下方有左房室口，此口与左心室相通。左心房的两侧各有两个肺静脉口。

4. 左心室　尖向心尖，底有二口，左房室口位于左后方，位置较低；主动脉口位于右前方，较左房室口稍高。找到左房室口，可见其周围有两个瓣膜，名二尖瓣。主动脉口周围也有三个半月形的瓣膜，称主动脉瓣。

三、心的构造

在模型或挂图上观察。

1. 心纤维骨骼　心肌和瓣膜附着处的纤维支架称心纤维骨骼，包括左、右纤维三角以及四个纤维环。

2. 房间隔　分隔左、右心房。自右心房观察房间隔，可见在下腔静脉入口的左上方，有一椭圆形的浅凹，名卵圆窝。

3. 室间隔　是分隔左、右心室之隔，室间隔的方向由左前斜向右后，且稍向右心室腔突出。室间隔大部分由厚的肌肉构成，称肌部，在隔的上份，主动脉口的前方则较薄，称为膜部。

四、心的传导系

在特制的标本或挂图上观察。心传导系位于心壁内，由特殊分化的心肌细胞组成，包括窦房结、房室结和房室束，左、右束支及其分支。

窦房结：位于上腔静脉根部与右心耳之间的心外膜深面。

房室结：位于房间隔冠状窦口的前上方心内膜的深面。

房室束：由房室结发出，在室间隔膜部内分为左、右束支。左束支穿过室间隔，循室间隔左侧面的心内膜深面下行至心尖，分支分布于左心室壁的肌；右束支循室间隔右侧面的心内膜深面下行，经节制索至前乳头肌根部，再分支分布于右心室壁的肌。

五、心的血管

在离体心标本上配合模型观察。营养心的动脉为左、右冠状动脉，心壁的静脉血绝大部分经冠状窦回流入右心房。

（一）动脉

1. 右冠状动脉　自主动脉右窦发出，经右心耳与肺动脉干之间达冠状沟内，向右下行至心的右缘，绕右缘转向膈面，于房室交点处分为 2 支：后室间支循后室间沟前下行，走向心尖；左室后支向左行，分支至左室隔壁。

2. 左冠状动脉 发自主动脉左窦，经肺动脉干与左心耳之间左前行，出左心耳下方分为前室间支和旋支。前室间支循前室间沟前下行，绕心尖切迹至后室间沟与右冠状动脉后室间支吻合；旋支循冠状沟绕心的左缘向后行，至心的膈面。

（二）静脉 心的静脉多与动脉伴行，经冠状窦汇入右心房。

1. 心大静脉 起于心尖，伴左冠状动脉的前室间支循前室间沟上行，斜向左上进入冠状沟后伴左冠状动脉的旋支转向心的膈面，延续为冠状窦。

2. 心中静脉 在心的膈面可见此静脉起于心尖，伴右冠状动脉的后室间支循后室间沟上行，汇入冠状窦近右端处。

3. 心小静脉 起于心的右缘，沿冠状沟后行汇入冠状窦的右端。

4. 冠状窦 在心的膈面观察，可见冠状沟内有一条粗短的静脉，即冠状窦。它汇集心大、心中、心小静脉的血液，开口于右心房。

六、心包

在切开心包的标本上观察。可见心包最外层由致密的纤维结缔组织构成，叫纤维心包。翻开已切开的心包，可见纤维心包的内表面和心的外表面很光滑，此即浆膜心包。衬在纤维心包内表面者，称浆膜心包壁层；贴于心外表面者，称浆膜心包脏层，即心外膜。浆膜心包的壁层和脏层之间的腔隙叫心包腔。心包腔在升主动脉、肺动脉干的后方与上腔静脉、左心房前壁之间的间隙，称为心包横窦；心包腔在左心房后壁、左右肺静脉、下腔静脉与心包后壁之间的腔隙、称为心包斜窦。

【思考题】

1. 试根据心血管系统解剖学知识，分析风湿性心瓣膜病引起二尖瓣狭窄的患者，为什么会出现左心房扩大、呼吸困难和发绀、咳嗽、咯血甚至右心室增大等表现，进一步发展还会引起什么结果？

2. 某患者做心电图检查发现心尖部有供血不足表现。根据心冠状动脉解剖知识，考虑是哪支血管病变所致。

【绘图练习】

1. 绘出心外形及血管（前面观）并标示下列结构：左冠状动脉、肺动脉干、主动脉弓及三大分支、上腔静脉、心尖、左心室、右心室。

2. 绘出心传导系统模式图，并标示下列结构：窦房结、房室结、房室束、左束支、右束支、浦肯野纤维。

【复习总结及填写实验报告】

※护理应用专题

一、心内注射术

【实验目的】

1. 描述心的结构特点。

2. 了解心内注射术的穿刺要点。

【实验材料】

1. 心离体标本、模型及挂图。

2. 模型人。

3. 一次性注射器、纱布。

【相关解剖】

1. 心的体表投影　心在胸前的体表投影可用下列四点连线来表示：

(1) 左上点，在左侧第 2 肋软骨下缘，距胸骨左缘 1.2cm。

(2) 右上点，在右侧第 3 肋软骨上缘，距胸骨右缘 1cm。

(3) 左下点，在左侧第 5 肋间隙，距前正中线 7～9cm（或左锁骨中线内侧 1～2cm 处），此点相当于心尖部。

(4) 右下点，在右侧第 6 胸肋关节处。

左、右上点连线为心的上界。左、右下点连线为心的下界。右侧上、下两点间微向右凸的弧线为心的右界。左侧上、下两点间微凸向左的弧线为心的左界。

2. 心壁　心壁由内向外分别是心内膜、心肌层和心外膜。正常情况下，心室壁比心房壁厚，左心室壁比右心室壁厚。右心室壁厚度，男性约为 0.48cm，女性约为 0.42cm；左心室壁厚度，男性约为 1.37cm，女性约为 1.27cm。

3. 心前面的毗邻　心的前面主要由右心室和小部分左心室构成，大部分被肺和胸膜遮盖，只有一少部分（左肺心切迹和左侧胸膜反折线下部以内的部分）隔着心包与胸骨体下份左侧半以及左侧第 4～6 肋软骨相贴。

【操作要点】

1. 体位选择　仰卧位。

2. 进针部位选择　在胸骨左缘第 4 或第 5 肋间隙，距胸骨左缘 0.5～1cm 处进针，从两肋骨中间直刺入右心室；或距胸骨左缘 2～2.5cm 处从两肋中间刺入左心室。

3. 穿经层次及深度　依次经皮肤、浅筋膜、胸大肌、肋间隙、胸内筋膜、心包、右（或左）心室前壁至心室腔。刺入右心室的深度为 3～4cm，刺入左心室的深度为 4～5cm。

【注意事项】

1. 穿刺点不可偏外，以免刺破胸膜，造成气胸。

2. 穿刺点不可紧贴胸骨左缘，以免伤及胸廓内血管。

3. 避免将药液注入心肌层内，引起心律失常或心肌坏死。

二、胸外心脏按压术

【实验目的】

1. 描述胸廓的结构特点。

2. 了解胸外心脏按压术的操作要点。

【实验材料】

1. 心离体标本、模型及挂图。

2. 模型人。

3. 一次性注射器、纱布。

【操作要点】

1. 按压部位选择　按压胸骨中、下 1/3 交界处，使胸骨和肋软骨下陷，接触心前壁并将心脏压向脊柱，间接压迫左、右心室。

2. 按压方式　术者立于病人一侧，以一手掌根部按触患者胸骨，伸直手指与肋骨平行，另一手掌压在该手背上，双肘关节伸直，两臂位于胸骨正上方。利用上半身重量垂直作有节奏冲击式下压。胸骨下陷幅度以胸廓大小而定，一般成人使胸骨下陷 3～4cm 左右即放松，按压时间与放松时间大致相等，频率以 60～80 次/分为宜；小儿使胸骨下陷 1～2cm 即可，频率约 100 次/分。根据患儿年龄及身体大小，可用一只手掌或两个指尖按压即可。

【注意事项】

1. 按压部位不能偏向心前区左侧，以免引起肋骨骨折。

2. 按压力量必须适度、均匀，使血循环连续有效。

3. 在按压时必须配合人工呼吸，二者之比为 4∶1 或 5∶1，直至心跳恢复。

4. 掌握适应证。对老年人、多发性肋骨骨折、胸廓畸形、心包填塞、双侧气胸、妊娠后期等患者不宜做胸外心脏按压术。

三、人工呼吸术

【实验目的】

1. 描述人工呼吸术的应用解剖。

2. 了解人工呼吸术的操作要点。

【实验材料】

模型人。

【相关解剖】

1. 呼吸道和肺　呼吸道分为上、下两部分。下呼吸道自气管向下逐级分支，到肺泡囊约分支 23 次，随着气道不断分支，管腔越来越小，管壁越来越薄，但数目越来越多，总横截面积越来越大。

肺泡是吸入气体与血液进行气体交换的场所，单个肺泡平均直径 0.25cm。

2. 呼吸肌　平静呼吸时，肋间肌和膈肌是形成呼吸运动的主要肌。当用力呼吸时，腹肌、胸大肌、前锯肌等也参与活动。

呼吸肌的节律性舒缩运动是肺通气的原动力。当膈肌、肋间外肌等收缩，胸廓扩大，肺容积增大，肺内压低于大气压，造成吸气。因此，呼吸运动所引起的大气压与肺内压之间的压力差是肺通气的直接动力。以肋间肌运动为主的呼吸称胸式呼吸，以膈肌活动为主的呼吸称腹式呼吸。

3. 胸膜腔　胸膜腔为脏层胸膜和壁层胸膜相互移行构成的密闭、潜在腔隙，正常时压力低于大气压，故称为胸内负压，有利于肺随胸腔的运动而扩张和缩小，故也是肺通气的动力因素。

【操作要点】

1. 口对口人工呼吸法

(1) 直接将空气吹入患者口中，经呼吸道入肺，再利用肺的自动回缩将气体排出。注意：托颈压额，或托起下颌尽量使患者头后仰，以免舌后坠造成呼吸道梗阻；

(2) 术者应一手捏鼻，防止自鼻孔漏气，一手轻压甲状软骨，借以压迫食管，防止空气入胃造成胃胀气；

(3) 每次吹气量 500～1000ml，用力要均匀，不能过猛过大，使患者胸部轻度膨起即可，特别对小儿，防止压力过高造成肺泡破裂。

2. 举臂压胸法　患者仰卧，术者牵拉患者两臂上举，使其胸廓被动扩大形成吸气，然后屈臂压胸，使胸廓缩小形成呼气。

3. 压胸法　患者仰卧或俯卧，术者借助身体重力挤压患者，把患者肺内气体驱出，再放松压力，使胸廓复原，空气随之进入。注意挤压要有节奏，不可用力过猛，以免造成肋骨或胸骨骨折。

第二节　动　脉

【目的要求】

1. 观察主动脉的起止、位置、分部及各部发出的分支。

2. 观察头、颈、上肢、胸部、腹部、盆部和下肢动脉主干的起始部位、行程及其分支与分布。

【标本教具】

一、标本

1. 打开胸前壁的完整尸体。

2. 完整尸体示全身动脉。

3. 示头颈部动脉的瓶装标本。

4. 示上肢动脉以及掌浅、深弓的瓶装标本。

5. 示髂内、外动脉及下肢动脉的瓶装标本。

二、模型及挂图

1. 心模型。

2. 全身动脉相关内容挂图。

【注意事项】

1. 爱护标本，认真观察。

2. 注意参考挂图和图谱。

【实验步骤及内容】

动脉是将血从心运送到全身各处的血管，包括体循环的动脉和肺循环的动脉，本次实验主要观察体循环的动脉。动脉在器官外分布有一定特点：如对称性、多位于身体的屈侧、与静脉、神经伴行等，观察过程中注意总结。在全身动脉解剖标本、局部瓶装动脉标本上参考有关挂图逐步观察体循环的动脉。

一、主动脉

自左心室发出，沿脊柱左前方下行，穿膈主动脉裂孔入腹腔，至第4腰椎下缘处分为左、右髂总动脉，依其行程分为升主动脉、主动脉弓和降主动脉，降主动脉又以膈的主动脉裂孔为界；分为胸主动脉和腹主动脉。

（一）升主动脉　起始部发出的两个分支即左、右冠状动脉（详见心脏结构）。

（二）主动脉弓　是主动脉升部的延续，弓形弯向右后方，在第四胸椎体下缘处延续为降主动脉。由主动脉弓的凸侧发出营养头、颈和上肢的血管，自右向左为头臂干或称无名动脉、左颈总动脉和左锁骨下动脉。头臂干在右胸锁关节后方分为右锁骨下动脉和右颈总动脉。

1. 颈总动脉　右颈总动脉发自头臂干；左颈总动脉直接发自主动脉弓。两动脉均上行达甲状软骨上缘水平处分为颈内动脉和颈外动脉。

（1）颈外动脉：自颈总动脉发出后，先位于颈内动脉的前内则，逐渐斜行到外侧经下颌支深面至下颌颈的后方分为两终支，其中一支经耳郭前方向上达颞部，名颞浅动脉；另一支向前行深入颞下窝，名上颌动脉。颈外动脉的主要分支有：

1）甲状腺上动脉。

2）舌动脉。

3）面动脉。

4）颞浅动脉。

5）上颌动脉。

（2）颈内动脉：自颈总动脉发出后，先在颈外动脉外侧，然后上行逐渐居颈外动脉的内侧，上行至颅底经颈动脉管入颅。它在颈部无分支。颈动脉窦是颈总动脉末端和颈内动脉起始部的膨大部分，窦壁内有压力感受器。

2. 锁骨下动脉　左、右起始不同，右锁骨下动脉起自头臂干，左锁骨下动脉直接起自主动脉弓。它的主要分支有：

（1）椎动脉。

（2）胸廓内动脉。

（3）甲状颈干。

3. 上肢的动脉

（1）腋动脉：在第一肋外侧缘续于锁骨下动脉，行于腋腔中，至大圆肌和背阔肌下缘移行为肱动脉。腋动脉的主要分支有：

1）胸肩峰动脉。

2）胸外侧动脉。

3）肩胛下动脉。

4）旋肱前、后动脉。

（2）肱动脉：在大圆肌下缘处续于腋动脉，沿肱二头肌内侧下降至肘关节前方，在平桡骨颈处分为尺动脉和桡动脉。其主要分支有肱深动脉，发出后经桡神经沟至肱骨远端的桡侧，分布于肱三头肌和肱骨。

（3）桡动脉。

（4）尺动脉。

（5）掌浅弓：在专用显示掌浅弓之标本上观察，在掌腱膜深面可见由尺动脉终支与桡动脉的掌浅支相吻合成弓（注意桡动脉之掌浅支很小，有时在鱼际肌内）。

（6）掌深弓：在专用显示掌深弓之标本上观察，在骨间肌之浅面由桡动脉之终支与尺动脉之掌深支吻合而成。自掌浅、深弓上发出分支吻合后分布于指。

（三）胸主动脉　在第 4 胸椎下缘水平续于主动脉弓，初沿脊柱左前方下行渐转至脊柱前方，于第 12 胸椎体下缘水平处穿膈肌的主动脉裂孔，续为腹主动脉。

（四）腹主动脉　在腹腔深层标本上观察，可见腹主动脉在膈肌主动脉裂孔续于胸主动脉，沿脊柱前方下降至第 4 腰椎体下缘处分为左、右髂总动脉。其分支可分为壁支和脏支，其主要脏支有：

1. 肾动脉

2. 睾丸动脉

3. **腹腔干**　在膈肌主动脉裂孔稍下方处起自腹主动脉，腹腔干粗而短，分为三支：

（1）胃左动脉。

（2）肝总动脉。

（3）脾动脉。

4. **肠系膜上动脉**　约在第一腰椎水平发自主动脉腹部，从胰头后面穿出向前经十二指肠水平部前方进入小肠系膜根，将小肠翻向左下方，可见肠系膜上动脉斜向右下，沿途分支分布于小肠、盲肠、阑尾、升结肠、横结肠。

5. **肠系膜下动脉**　先将小肠翻向右上方，可见肠系膜下动脉.约在第3腰椎水平发自腹主动脉，行向左下方，至左髂窝并降入小骨盆。发出分支分布于降结肠、乙状结肠、直肠上部等。

（五）**髂总动脉**　左、右各一，为主动脉腹部的终末支，起自第四腰椎左前方，向下外侧行至骶髂关节处分为髂外动脉和髂内动脉。

1. **髂内动脉**　为一短干，下行进入盆腔，发出分支营养盆壁及盆内脏器。在瓶装女性标本上观察其重要分支之一子宫动脉：自髂内动脉发出后向下内行，在子宫颈外侧跨过输尿管前方分布于子宫、阴道及输卵管，且与卵巢动脉吻合。

2. **髂外动脉**　在骶髂关节的前方自髂总动脉分出后行向外下，经腹股沟韧带深面进入股前部改名为股动脉。其主要分支为腹壁下动脉，在腹股沟韧带中点上方发出，行向上内进入腹直肌鞘分布于腹直肌。

3. **下肢的动脉**

（1）股动脉：在腹股沟韧带中点深面续于髂外动脉，通过股三角，穿收肌腱裂孔至腘窝移行为腘动脉。

（2）腘动脉：在收肌腱裂孔处续于股动脉，下行至腘肌下缘分为胫前、后动脉。

二、肺动脉

在打开胸前壁的完整尸体和离体标本上观察，可见肺动脉以一短干起于右心室的动脉圆锥，其起始处位于主动脉升部起始部的前方，向左后上行至主动脉弓的下方，平第四胸椎体下缘水平处分为左、右肺动脉。左肺动脉较短，横行越过胸主动脉及左主支气管的前方，经肺门进入左肺。在左肺动脉起始处与主动脉弓下壁之间，有一条索状结构，名动脉韧带，为胎儿时期动脉导管闭锁后的遗迹。右肺动脉向右经主动脉升部及上腔静脉的后方，经肺门进入右肺。

【思考题】

1. 全身哪些部位可以摸到动脉搏动？有何临床意义？

2. 供应胃的动脉有哪些？它们分别起于什么动脉？

【绘图练习】

1. 绘出主动脉及其主要分支，并标示下列结构：升主动脉、主动脉弓、胸主动脉、腹主动脉、头臂干、左颈总动脉、左锁骨下动脉、肾动脉、睾丸动脉、腹腔干、肠系膜上动脉、肠系膜下动脉、髂总动脉。

2. 绘出上肢的动脉，并标示下列结构：腋动脉、肱动脉、尺动脉、桡动脉。

3. 绘出下肢的动脉，并标示下列结构：股动脉、腘动脉、胫前动脉、胫后动脉、足背动脉。

【复习总结及填写实验报告】

第三节　静　脉

【目的要求】

1. 观察上腔静脉的组成、起止及主要属支的名称、位置和收集范围。

2. 观察下腔静脉的组成、起止和主要属支的名称、位置及收集范围。

3. 观察门静脉的组成、主要属支及收集范围。

【标本教具】

一、标本

1. 打开胸前壁的完整尸体。

2. 完整尸体示全身静脉。

3. 上、下肢浅静脉标本。

4. 示下腔静脉及其属支、奇静脉、半奇静脉等胸腹腔后壁的静脉及淋巴标本。

二、模型及挂图

1. 头颈部静脉模型。

2. 门静脉属支以及与上、下腔静脉吻合途径模型。

3. 静脉相关挂图。

【注意事项】

1. 与动脉伴行的同名静脉可能已清除,可观察同名动脉体会。

2. 静脉的变异较多,尤以浅静脉变异更多。

3. 静脉与动脉有许多不同之处,注意其特点。

【实验步骤及内容】

静脉可分深浅两组,浅静脉在浅筋膜内行走,无动脉伴行,深静脉多有伴行动脉,少数与动脉行程不一致,且不与动脉同名,故观察静脉时主要观察较大的浅静脉以及深静脉中不与动脉同名的静脉,与动脉同名的静脉在标本中大都已切除,可参照其伴行动脉的行程分布得到体会。静脉的变异很多,以下按常见的类型描述。静脉在向心汇集过程中不断接受属支,其特点如下:

1. 腔大、壁薄、数量多、变异多。

2. 有静脉瓣,防止血液逆流。

3. 有深、浅静脉之分,彼此互相交通。浅静脉位于皮下,不与动脉伴行,深静脉多与动脉伴行。

4. 吻合丰富,浅静脉互相吻合成网;深静脉互相吻合成丛,以保证血液回流通畅。保证静脉回流的因素除上述有关特点外,尚有心舒张时的吸引、胸腔负压、肌肉收缩、伴行动脉的搏动等。

体循环的静脉包括上腔静脉系、下腔静脉系(含肝门静脉系)和心静脉系。

一、上腔静脉系

上腔静脉系由上腔静脉及其属支组成,收集头颈部、上肢,胸部(心除外)回流的静脉血液。头颈胸部静脉在整体标本上观察,上肢静脉在整体标本或上肢游离标本观察。

(一)上腔静脉　是一条粗短的静脉干,由左、右头臂静脉在右侧第1肋软骨与胸骨结合处的后方汇合而成,垂直下降,在平对第3胸肋关节的下缘注入右心房。在上腔静脉入心之前其右后方有奇静脉注入。

（二）头臂静脉　又称无名静脉，左、右各一，分别由同侧的颈内静脉和锁骨下静脉在胸锁关节后方会合而成，汇合处所成的夹角称为静脉角。

（三）颈内静脉　在颈静脉孔处续于乙状窦，初沿颈内动脉、继沿颈总动脉外侧下行。

颈内静脉的颅外属支主要有面静脉、下颌后静脉、舌静脉和甲状腺静脉等。现只观察面静脉，面静脉起自内眦静脉，与面动脉伴行，在下颌角下方与下颌后静脉的前支汇合，注入颈内静脉。

（四）锁骨下静脉　为腋静脉的延续，起自第 1 肋外缘，至胸锁关节后方与颈内静脉合成头臂静脉。颈外静脉为颈部最粗大的浅静脉，自下颌角处合成后沿胸锁乳突肌外面斜行向下，达该肌后缘时，穿过颈深筋膜注入锁骨下静脉或静脉角。

（五）上肢静脉

1. 上肢的浅静脉　手指的静脉起于围绕甲根及指腹的皮下丛，在各指背面形成两条互相吻合的指背静脉，至掌背又形成手背静脉网，向心回流途中继续汇成下列主要静脉。

（1）头静脉：起于手背静脉网的桡侧，在腕关节上方转至前臂前面，沿前臂桡侧皮下上行，过肘窝处通过肘正中静脉与贵要静脉吻合。头静脉主干则沿肱二头肌外侧上行。经三角肌胸大肌肌间沟，穿过深筋膜注入锁骨下静脉或腋静脉。

（2）贵要静脉：起于手背静脉网的尺侧，逐渐转至前臂的前面，过肘窝时接受肘正中静脉，再沿肱二头肌内侧上行，至臂中点稍下方处穿深筋膜注入肱静脉，或伴肱静脉上行至腋腔与肱静脉汇合成腋静脉。

（3）肘正中静脉：一般为粗短的静脉干，于肘窝处连接头静脉与贵要静脉。

2. 上肢的深静脉　从手掌至臂部的动脉均有两条伴行静脉，两条静脉在臂中部处合成一条肱静脉，或在胸大肌下缘合成一条腋静脉。腋静脉在第一肋外缘处移行为锁骨下静脉。

二、下腔静脉系

下腔静脉系是由下腔静脉及其属支组成，收集下肢、盆部、腹部等处的血液。除下肢的静脉在游离标本上观察外，其余均在整尸标本上观察。

（一）下腔静脉　于第 4～5 腰椎间的右前方由左、右髂总静脉合成，沿腹主动脉的右侧上行，经肝的腔静脉沟，穿膈肌的腔静脉孔进入心包，注入右心房。

下腔静脉的属支有肾静脉、右睾丸静脉和肝静脉。

1. 肾静脉　在肾动脉的前面与其伴行，成直角注入下腔静脉。

2. 睾丸静脉（女性为卵巢静脉）　起自睾丸和附睾的小静脉，在精索内形成蔓状静脉丛（此丛常由 8～10 条静脉组成），经腹股沟管腹环处合成两条睾丸静脉，左侧汇入左肾静脉，右侧汇入下腔静脉。

3. 肝静脉　在肝显示肝静脉的专用标本上观察。此静脉有 2～3 条主干，在腔静脉沟处汇入下腔静脉，收集由肝动脉和门静脉输入的血液。

（二）髂总静脉　由髂内和髂外静脉合成。髂内静脉和髂外静脉及其属支均与同名动脉伴行，髂外静脉是股静脉的直接延续。

（三）下肢的静脉

1. 下肢浅静脉　在下肢游离标本上观察。

（1）大隐静脉：由足的内侧缘起于足背静脉网，经内踝前方、小腿内侧、膝关节内后方，再沿股部内侧上行，经隐静脉裂孔汇入股静脉，在入股静脉之前收集下列 5 条属支，即股内侧浅静脉、股外侧浅静脉、腹壁浅静脉、旋髂浅静脉和阴部外静脉。

（2）小隐静脉：自足的外侧缘处起自足背静脉网，经外踝后方、小腿后面上行到腘窝，穿腘深筋膜汇入腘静脉。

2. 下肢深静脉　都与同名动脉伴行。现只观察股静脉的末段，它位于股前内侧部，腹股沟韧带的下方，股动脉的内侧。可见大隐静脉汇入股静脉，股静脉在腹股沟韧带深面移行为髂外静脉。

（四）肝门静脉系　由肝门静脉及其属支和分支组成。肝门静脉收纳脾、胰、胆囊及自食管下段至直肠上部消化管的静脉血，长 3～6cm，一般由肠系膜上静脉和脾静脉在胰头的后方会合而成，向上经十二指肠上部后方进入肝十二指肠韧带，居肝固有动脉与胆总管的后方，经肝门入肝。肝门静脉的属支有：①肠系膜上静脉；②脾静脉；③肠系膜下静脉；④胃左静脉；⑤胃右静脉；⑥胆囊静脉；⑦附脐静脉。其中①～⑦基本上与同名动脉伴行，⑦起自脐周静脉网，为肝圆韧带内的小静脉，向内终于门静脉，③、④、⑦分别有交通支与直肠静脉网、食管静脉网、脐周静脉网吻合。

三、心静脉系

见心实验。

【思考题】

1. 请用箭头表示从手背静脉网注入药物到达阑尾，治疗阑尾炎所经过的结构。

2. 肝硬化门静脉压力增高时会出现哪些症状和体征，为什么？

【绘图练习】

1. 绘出上肢浅静脉，并标示下列结构：头静脉、贵要静脉、肘正中静脉、手背静脉网。

2. 绘出下肢浅静脉，并标示下列结构：大隐静脉、股外侧浅静脉、股内侧浅静脉、旋髂浅静脉、腹壁浅静脉、阴部外静脉、足背静脉弓。

【复习总结及填写实验报告】

※护理应用专题

一、浅静脉穿刺术

（一）肘窝、腕部及手背部的浅静脉穿刺术

【实验目的】

1. 了解浅静脉穿刺术的临床应用。

2. 描述肘前区的结构特点。

3. 了解肘窝的浅静脉穿刺术的操作要点。

4. 描述腕部及手背部的结构特点。

5. 了解腕部及手背部的浅静脉穿刺术的操作要点。

【实验材料】

1. 上肢离体标本、模型及挂图。

2. 模型人、尸体。

3. 一次性注射器。

【相关解剖】

1. 肘前区的结构特点

（1）皮肤及筋膜：肘前区皮肤薄而柔软，浅筋膜疏松，有浅静脉和皮神经位于其内。走行于肱二头肌腱外侧的有头静脉和前臂外侧皮神经，走行于肱二头肌内侧的有贵要静脉和臂内的皮神经，在两条浅静脉之间有静脉吻合支，其吻合形式有较大个体差异。肘部静脉穿刺要特别注意浅静脉的位置和走向。

（2）深筋膜：上续臂筋膜，下连前臂筋膜。肱二头肌肌腱内侧向下散开止于前臂筋膜，形成肱二头肌腱膜，增厚了深筋膜。肱二头肌腱膜与肱二头肌腱交角处可触及肱动脉搏动，也是临床测量血压的听诊部位。

（3）肘窝：是肘前区深筋膜下呈尖端向远侧的三角形间隙，上界为肱骨内、外上髁的连线，外侧界为肱桡肌，内侧界为旋前圆肌，窝底主要是肱肌。

肘窝内主要结构：以肱二头肌腱为标志，其内侧有肱动脉和正中神经，外侧有前臂外侧皮神经和桡神经。肱骨髁上骨折时，骨折断端可压迫或损伤肱动脉、肱静脉和正中神经。

2. 腕部及手背部的结构特点

（1）手掌皮肤及筋膜：手掌皮肤厚而致密，角化层厚，汗腺丰富但无毛发，也无皮脂腺。

（2）手背皮肤及筋膜：手背皮肤薄、软而富有弹性，使得手握紧或抓物时皮肤不过紧，伸展时皮肤也不过松。浅筋膜较少，含丰富的浅静脉，相互吻合成网，网的桡侧汇集为头静脉，尺侧汇集为贵要静脉。

【操作要点】

1. 穿刺部位　根据不同需要选择穿刺部位。一般输液常选手背静脉，采血常选肘正中静脉。需长期输液者应注意从远端小静脉开始穿刺，逐次向近端靠近，且数条血管交替使用。

2. 穿刺技术　穿刺点近端扎止血带使静脉充盈，绷紧皮肤使静脉固定，穿刺针斜面向上，方向与血液回流方向一致，在静脉表面与皮肤呈 20°～30°角进针，刺入静脉见回血后再进针少许，固定针头。

3. 穿经层次　依次经过皮肤、浅筋膜和血管壁进入血管。

【注意事项】

1. 穿刺部位应尽量避开关节，以利针头固定和患者活动。

2. 上肢静脉瓣较多，扎止血带后在静脉上形成结节状隆起，穿刺时应避开。

3. 静脉管壁薄，缺乏平滑肌和弹性纤维，易被压扁，进针时不可用力过猛，以免穿透。

（二）足背部浅静脉穿刺术

【实验目的】

1. 描述足背部的结构特点。

2. 了解足背部浅静脉穿刺术的操作要点。

【实验材料】

1. 下肢离体标本、模型及挂图。

2. 模型人、尸体。

3. 一次性注射器。

【相关解剖】

下肢的浅静脉：下肢浅静脉有足背静脉、大隐静脉和小隐静脉。

1. 足背静脉 多构成静脉弓或网，位于足背跖骨的远侧端。弓的外侧端向上延续为小隐静脉，内侧端向上延续为大隐静脉。

2. 小隐静脉 起自足背静脉弓外侧，经外踝的后方，沿小腿后面上行，于腘窝下角处穿深筋膜稍上升一段后汇入腘静脉。

3. 大隐静脉 起自足背静脉弓内侧，经内踝前方 1～1.5cm 处沿小腿内侧缘、膝关节内侧上行，进入大腿内侧渐行至前方，于股三角内穿隐静脉裂孔注入股静脉。

【操作要点】

可用于穿刺的浅静脉主要有足背静脉和大隐静脉起始段，可根据患者的不同情况选择不同部位，穿刺方法和注意事项见上肢浅静脉穿刺术。

（三）头皮静脉穿刺术

【实验目的】

1. 描述头皮的结构特点。

2. 了解头皮静脉穿刺术的操作要点。

【实验材料】

1. 头部离体标本、模型及挂图。

2. 模型人、尸体。

3. 一次性注射器。

【相关解剖】

1. 皮肤 厚而致密，富含血管和淋巴管。

2. 浅筋膜 又称皮下组织，由致密结缔组和脂肪组织构成。

3. 枕额肌及其帽状腱膜 枕额肌前有额腹附于眉部的皮肤及眶上缘附近，后以枕腹附于上项线，中部为帽状腱膜。帽状腱膜致密坚厚，两侧部与颞筋膜相续。

以上三层连接紧密，临床上将其视为一层，称之为"头皮"。

【操作要点】

1. 头皮静脉的特点及应用 头皮静脉分布于浅筋膜中，在额部和颞区可见网状分布，小儿尤其明显；静脉管壁被头皮内纤维隔固定，故不易滑动，易于固定；头皮静脉没有瓣膜，正逆方向都能穿刺，故特别适用于小儿，也可用于成人。临床儿科常选用头皮静脉为患儿输入液体以补充水分及营养、注入药物，同时在输液时方便患儿活动及护理。

2. 常用头皮静脉

（1）滑车上静脉：起自冠状缝附近，沿额部浅层下行与眶上静脉末端汇合，构成内眦静脉。

（2）眶上静脉：自额结节处起始，斜向内下走行，在内眦处参与构成内眦静脉。

（3）颞浅静脉：起始于颅顶及颞区软组织，前后两支混合后，下行至腮腺内注入下颌后静脉。

以上静脉均与同名动脉、神经伴行。

【注意事项】

1. 由于头皮静脉被固定于皮下组织的纤维隔内，管壁回缩力差，故穿刺或输液后要压迫局部，以免局部出血形成皮下血肿。

2. 防止穿入小动脉。若穿刺后回血良好但液体不滴，且加压后局部发白，表示误入小动脉，应拔出重新穿刺。

二、深静脉及深动脉穿刺术

（一）颈内静脉穿刺术

【实验目的】

1. 描述颈内静脉的走行及体表投影。

2. 了解颈内静脉穿刺术的操作要点。

【实验材料】

1. 头颈部离体标本、模型及挂图。

2. 模型人、尸体。

3. 一次性注射器。

【相关解剖】

颈内静脉走行：颈内静脉是头颈部的静脉主干。它在颅底的颈静脉孔处续于乙状窦，伴随颈内动脉、颈总动脉下降，与迷走神经共同位于颈动脉鞘内，行于胸锁乳突肌深面，至胸锁关节后方与锁骨下静脉汇合成头臂静脉。颈内静脉壁附着于颈动脉鞘，管腔经常处于开放状态，有利于血液回流，但当颈内静脉外伤时，由于管腔不能闭合和胸腔内负压的吸引，可致空气的栓塞。

体表投影：由耳垂向下至胸锁关节的连线，此线与颈总动脉的投影平行，但居其外侧。

【操作要点】

1. 颈内静脉分段与穿刺部位选择　颈内静脉分上、中、下三段，甲状软骨上缘平面以上为上 1/3 段，以下平分为中、下 1/3 段，三段外径分别为 1.2cm、1.4cm、1.5cm。在上段，颈总动脉与颈内静脉相距较近，且有部分重叠，故不宜穿刺；下段位置较深，亦不利于穿刺；中段位置较表浅，操作视野充分，穿刺时应避开一些重要结构。

右侧颈内静脉较左侧粗，且与头臂静脉、上腔静脉几乎成一条直线，又因颈内动脉中段位置表浅，故一般选择右侧颈内静脉中段作为穿刺部位。

2. 穿刺要点　穿刺体位与层次：仰卧位，肩部垫枕，使头后仰，偏向左侧。穿刺针依次经过皮肤、浅筋膜、胸锁乳突肌、颈动脉鞘，进入颈内静脉。

【注意事项】

斜行 30°~45° 进针，针尖指向胸锁关节后下方，不可过于偏外，以免损伤静脉角处的淋巴管，亦不可过深，以免损伤静脉后外侧的胸膜顶造成气胸。

（二）锁骨下静脉穿刺术

【实验目的】

1. 描述锁骨下静脉的走行及体表投影。

2. 了解锁骨下静脉穿刺术的操作要点。

【实验材料】

1. 颈部标本、模型及挂图。

2. 模型人、尸体。

3. 一次性注射器。

【相关解剖】

锁骨下静脉的走行情况：在第 1 肋外缘与腋静脉相续，行于同名动脉前下方，途中汇集颈外静脉，至胸锁关节后与颈内静脉汇合成头臂静脉。

锁骨下静脉位置浅表,前上方有锁骨与锁骨下肌;后方为锁骨下动脉,动、静脉之间有前斜角肌隔开;下方为第 1 肋;内后方为胸膜顶,锁骨下静脉后壁与胸膜仅相隔约 0.5cm。锁骨下静脉的管壁与第 1 肋的骨膜和相邻肌的筋膜相愈着,因此位置较固定,不易发生移位和塌陷,但管壁损伤后不易闭合,若空气进入可导致气体栓塞。

【操作要点】

1. 穿刺部位　通常在胸锁乳突肌锁骨外侧缘与锁骨上缘交界处,斜行 30°～40°进针,方向对准锁骨下静脉与颈内静脉汇合点。

2. 穿刺体位　仰卧位,肩部垫枕,头后仰并偏向对侧。穿刺侧肩部略上提外展,锁骨突出并使锁骨与第 1 肋之间的间隙扩大,静脉充盈而有利于穿刺。

3. 穿经层次　穿刺针依次经过皮肤、浅筋膜进入锁骨下静脉。

4. 注意事项　穿刺方向始终朝向胸锁关节,不可转向后下方,以免损伤胸膜和肺;当右心房舒张时压力较低,操作时要严防空气进入。

(三)股静脉及股动脉穿刺术

【实验目的】

1. 描述股三角的境界与结构。

2. 了解股静脉及股动脉穿刺术的操作要点。

【实验材料】

1. 下肢离体标本、模型及挂图。

2. 模型人、尸体。

3. 一次性注射器。

【相关解剖】

1. 股三角的境界　股三角位于股前上 1/3 部,其上界为腹股沟韧带,内侧界为长收肌的内侧缘,外侧界为缝匠肌内侧缘。股三角前壁为阔筋膜,后壁凹陷,由髂腰肌、耻骨肌、长收肌及其筋膜构成。腹股沟韧带中、内 1/3 交点处的下方,阔筋膜形成一卵圆形的凹陷,称隐静脉裂孔,其表面覆盖一层疏松的筛筋膜。

2. 股三角的结构　股三角内的结构,由外向内依次为股神经、股动脉和股管等。后三者被由腹横筋膜和髂筋膜形成的股鞘所包绕。大隐静脉穿过筛筋膜注入股静脉,隐股结合点的体表投影在以髂前上棘与耻骨结节连线的中、内 1/3 交点下方 4cm 处为中心,半径为 1.0cm 的圆圈内,男性比女性低。

【操作要点】

1. 穿刺点选择　股动脉穿刺术主要用于动脉造影、血液透析等临床检查和治疗;股静脉穿刺术适用于外周静脉穿刺困难但需采血或静脉输液者,最常用于婴幼儿静脉采血。

2. 穿刺体位　仰卧位,穿刺侧髋关节微屈并外展外旋。

3. 穿经层次及深度　依次经过皮肤、浅筋膜、阔筋膜、股鞘至股动脉(股静脉),其深度约 2cm。

【注意事项】

1. 注意刺入方向和深度,避免穿透动脉后壁或股静脉。

2. 股静脉穿刺时穿刺点不可过低,以免穿透大隐静脉根部。

(葛红梅)

第十一章 淋巴系统

【目的要求】

1. 观察胸导管的起始、组成、走行和注入部位。

2. 观察右淋巴导管的组成和汇入部位。

3. 观察脾的位置和形态。

【标本教具】

一、标本

1. 打开胸前壁的完整尸体。

2. 完整尸体示全身各部主要淋巴结群。

3. 示淋巴管、淋巴结及胸导管的瓶装标本。

二、模型及挂图

1. 淋巴系统模型。

2. 胸腹腔后壁示胸导管的模型。

3. 淋巴系统相关挂图。

【注意事项】

1. 胸导管脆弱，不要用力拉扯。

2. 淋巴干细小不易发现，可在模型或挂图上观察。

3. 淋巴导管、淋巴干、淋巴结等用绿色涂彩标记在瓶装标本和模型上。

【实验步骤及内容】

淋巴系统由淋巴管、淋巴器官和淋巴组织构成。淋巴结位于淋巴管上，进入淋巴结的管称输入管，出淋巴结的管称输出管。可在示淋巴结及淋巴管的瓶装标本或模型上观察，淋巴管内的淋巴液向心汇集流动，淋巴管也逐渐变粗并汇合成九条淋巴干，最后经胸导管和右淋巴导管分别注入左、右静脉角。

一、胸导管

是全身最大的淋巴管。在整尸标本上轻轻拉起食管胸段，即可在胸主动脉和奇静脉之间见到胸导管，再向下向上追踪观察其位置及行程。胸导管的下端有时膨大称为乳糜池（据国人资料有乳糜池的约占 45%，无池的约占 55%）。乳糜池通常位于第 12 胸椎至第 1 腰椎体之前，胸导管自第 12 胸椎下缘起上行，经膈肌主动脉裂孔入胸腔，在食管后方，后正中线右侧主动脉与奇静脉之间上行。在胸骨角水平经食管后方转到其左侧，再沿食管左缘上升到颈根部，约平第 7 颈椎水平，绕过左颈总动脉后方注入左静脉角。

以下在淋巴系统模型结合图谱观察。乳糜池收纳左、右成对的腰淋巴干和通常成单的肠干（有时多于一干）。在胸导管的末端可接受伴左颈内静脉下行的左颈淋巴干、伴左锁骨下静脉来的左锁骨下淋巴干和循气管及纵隔结构上行的左支气管纵隔干三个干。因此胸导管收纳左侧半的头、颈、胸、左侧上肢以及膈肌以下身体各部约占全身 3/4 的淋巴液。

二、右淋巴导管

为一短干，长仅 1cm，它收纳右颈淋巴干、右锁骨下淋巴干及右支气管纵隔干。此干开口于右静脉角处，收集身体右上 1/4 的淋巴液。

三、全身各部主要淋巴结群

在示全身各部主要淋巴结群的完整尸体标本上结合模型及挂图观察。

（一）头部淋巴结　位于头颈交界处，包括枕淋巴结、乳突淋巴结、腮腺淋巴结、下颌下淋巴结和颏下淋巴结，向下注入颈外侧浅、深淋巴结。

（二）颈外侧浅、深淋巴结　颈外侧浅淋巴结位于颈外静脉附近，其输出管入颈外侧深淋巴结。颈外侧深淋巴结位于颈内静脉附近，输出管组成颈淋巴干。

（三）腋淋巴结　位于腋腔内腋静脉及其属支附近，按其位置可分为胸肌淋巴结、肩胛下淋巴结、外侧淋巴结、中央淋巴结及尖淋巴结 5 群，最后由尖淋巴结的输出管组成锁骨下干。

（四）支气管肺淋巴结　位于肺门处，肺血管和支气管之间。它接受肺淋巴结的输出管，它本身的输出管注入气管支气管上、下淋巴结。后者的输出管入气管旁淋巴结，气管旁淋巴结的输出管与纵隔前淋巴结的输出管合成左、右支气管纵隔干。

（五）腹股沟淋巴结　分深、浅两群。浅淋巴结位于腹股沟韧带下方大隐静脉根部周围，深淋巴结位于股静脉内侧。腹股沟淋巴结的输出管注入髂外淋巴结。

四、脾

在标本或模型上观察。位于左季肋部，在第 9 至第 11 肋之间，分为膈、脏两面，前、后两端和上、下两缘。上缘常有 2~3 个切迹是其特征，膈面凸向上与膈相贴，脏面对向前内方，与胃、左肾、胰尾、结肠左曲相邻，脏面中部有血管和神经出入的纵行陷凹称脾门。

【思考题】

1. 体表可摸到哪些淋巴结，各有何临床意义？

2. 有一胃癌患者，检查发现左锁骨上淋巴结肿大，考虑癌细胞是通过什么淋巴途径转移到此淋巴结的？

【绘图练习】

绘出胸导管及右淋巴导管示意图，并标示下列结构：胸导管、右淋巴导管、乳糜池、左颈干、右颈干、左锁骨下干、左支气管纵隔干、右锁骨下干、右支气管纵隔干、左腰干、右腰干、肠干、上腔静脉、头臂静脉。

【复习总结及填写实验报告】

（张争辉）

第五篇
感觉器

第十二章 视 器

【目的要求】

1. 观察眼球壁的层次、分部及形态结构。

2. 观察眼球内容物的形态和位置。

3. 观察眼球外肌的排列。

【标本教具】

一、标本

羊眼 5 只。

二、模型及挂图

1. 眼球模型、眼外肌模型。

2. 眼相关挂图。

【注意事项】

1. 实验时多使用模型，尽量在活体上观察。

2. 注意眼肌的起止点和作用，在活体上观察瞳孔。

3. 注意方位术语中"内、外"与"内侧、外侧"的区别。

【实验步骤及内容】

视器由眼球、眼副器及血管、神经等构成。

一、眼球

使用羊眼标本、模型，并对照活体观察以下结构。

眼球位于眶内，近似球形，前后径略小于横径，眼球由眼球壁及其内容物组成。

（一）眼球壁 由外而内可分三层：

1. 外膜 为眼球纤维膜，前 1/6 为角膜，后 5/6 为巩膜。

（1）角膜：系指眼球纤维膜前份的透明部分，呈圆形，其曲度较巩膜大，所以角膜较向前突出。

（2）巩膜：占眼球纤维膜的大部分，色白而不透明，坚韧致密，前接角膜，在眼球后极稍内侧有视神经穿出。

2. 中膜 为眼球血管膜，由前向后可分为虹膜、睫状体和脉络膜三部分。

（1）虹膜：是中膜的最前部，为圆形呈冠状位的薄膜，位于角膜后方，晶状体前方，虹膜中央的圆孔称瞳孔。虹膜把角膜与晶状体、睫状小带之间的腔隙分成较大的眼前房和较小的眼后房，二者借瞳孔相通。在前房内，虹膜和角膜交界处构成虹膜角膜角（前房角）。

（2）睫状体：位于巩膜与角膜移行处的内面，前接虹膜根部，后续为脉络膜。在通过眼轴的切面上，睫状体的断面呈三角形，其后部 2/3 较平坦，整体上称睫状环，前 1/3 较肥厚，内表面有 70～80 个向内突出的皱襞，称睫状突。

（3）脉络膜：占膜的后 2/3，前接睫状体，外与巩膜疏松结合，内面紧贴视网膜色素层。

3. 内膜 称视网膜。附于中膜内面，分两层，外层紧贴在中膜内面为色素上皮层，内层易于剥脱称神经层。视网膜自后向前分为视部、睫状体部和虹膜部三部分，睫状体部和虹膜部又称盲部。在标本上观察视神经盘。

（二）眼球的内容物 包括房水、晶状体和玻璃体。

房水是充满眼房的澄清的液体，由睫状体的毛细血管产生，自眼后房经瞳孔到前房，营养晶状体、角膜等，在前房虹膜角膜角处渗入巩膜静脉窦汇入眼的静脉系统。

晶状体紧靠虹膜后方、玻璃体前方，呈双凸透镜状，后面较前面凸隆，无色透明，具有弹性。

玻璃体为无色透明的胶状物质，充满于晶状体、睫状小带与视网膜之间。

（三）羊眼的解剖 取一羊眼球，沿赤道剖开，观察、验证上述内容。

眼球后半部最内为玻璃体，有的标本上仍呈胶冻状，有的则液化。此处眼球壁肉眼观可分为三层，内层为乳白色，是视网膜的神经层，与视神经相对处内面为中心略凹的视神经盘；中间一层由内面看呈蓝黑色为视网膜色素上皮层，与外面呈棕黑色的脉络膜紧贴在一起；外层为白色且坚韧致密的巩膜，在眼球后极偏内侧有视神经穿出，其外包有视神经鞘。

眼球前部从后方也可看到玻璃体、视网膜、脉络膜、巩膜等。仔细将胶冻状的玻璃体去除，用刀或剪轻轻刺入晶状体中央，将晶状体略微提起，仔细观察连于晶状体与睫状体之间的睫状小带，此带为透明、菲薄的膜样结构（有的标本上晶状体已游离，则难于观察到）。将晶状体取出并参照教材观察其形态结构。观察睫状体的睫状环与睫状突及其前方的虹膜与瞳孔（羊的瞳孔呈椭圆状）。观察最前方的角膜，因保存液的作用而不甚透明。最后将眼球壁前部沿矢状方向剪开，观察眼前房、后房及虹膜角膜角。

二、眼副器

（一）眼睑 结合活体观察。位于眼球前方，上、下各一，分别称为上睑、下睑。上、下睑边缘称睑缘，沿睑缘前缘生有睫毛，上、下睑缘间的裂隙名睑裂，两端连合处名内眦及外眦。

（二）结膜 结合活体观察。结膜为一层薄而透明的黏膜，覆盖在眼睑的后面与巩膜前部的前面。依其所处的部位，可分为三部分：睑结膜、球结膜、穹窿结膜。

（三）泪器 由泪腺和泪道组成。泪道包括泪点、泪小管、泪囊和鼻泪管。

1. 泪腺 在标本和模型上观察，泪腺位于眼眶前外上方的泪腺窝内。

2. 泪点 在活体上观察，在上、下睑缘内侧端各有一小突起，其尖端有小孔分别称为上、下泪点。

3. 泪小管 在标本或模型上观察，上、下泪小管分别起自上、下泪点，先与睑缘成垂直方向走行，旋即转向内侧行，上、下泪小管汇合开口于泪囊。

4. 泪囊 在标本或模型上观察。泪囊为膜性囊，位于泪囊窝内，其上端为盲端，在内眦水平以上；其下端移行于鼻泪管。

（四）眼球外肌 眼眶内有七块随意肌，其中上睑提肌止于上睑，其余六块均止于眼球，包括四条直肌，两条斜肌，结合标本和模型逐一观察。

四块直肌（即上直肌、下直肌、内直肌、外直肌）起于视神经管周围的总腱环，四肌自起点发出后，分别沿眼眶上、下、内、外侧壁前行，至眼球赤道的前方，止于巩膜上、下、内、外侧各部。内、外直肌的作用分别是使瞳孔转向内侧和外侧；上、下直肌主要使瞳孔转向上内方和下内方。上斜肌起自总腱环，沿眼眶顶壁内侧缘前行，至眼眶顶壁内侧缘前端处，穿过一由纤维组织所构成的滑车，再转向后外，经上直肌下面走向后外方，止于眼球赤道（中纬线）后方，其作用是使瞳孔转向外下方。下斜肌起自眼眶底壁的前内侧，经下直肌下方行向外，止于眼球赤道的后方，其作用是使瞳孔转向外上方。

三、眼球和眼眶的血管和神经

眼动脉　在模型和挂图上观察，眼动脉为眼眶内主要动脉，起自颈内动脉颅内段，与视神经伴行经视神经管入眶，其分支主要为由眼动脉发出的视网膜中央动脉，在视神经下方前行，在眼球后方穿入视神经前行至眼球内，分支呈放射状分布于视网膜内层。

【思考题】

1. 试述光线从外界投射到视网膜的路径。

2. 视远或近距离物体时，瞳孔及晶状体有什么改变？虹膜和睫状体是如何调节的？

【绘图练习】

绘出眼球水平切面并标示下列结构：睫状体、视网膜、巩膜、脉络膜、眼前房、眼后房、睫状小带、角膜、玻璃体。

【复习总结及填写实验报告】

（王海蓉）

第十三章　前庭蜗器

【目的要求】

1. 观察外耳的组成及外耳道的形态。

2. 观察鼓膜的位置及形态。

3. 观察鼓室各壁及其结构,听小骨的名称与形态特点。

4. 观察咽鼓管的位置。

5. 观察骨迷路、膜迷路的分部及各部的形态结构。

【标本教具】

一、标本

1. 去顶颅骨标本。

2. 听小骨标本。

3. 颞骨岩部示鼓室六个壁以及骨迷路的标本。

二、模型及挂图

1. 耳的整体模型。

2. 听小骨及内耳模型。

3. 前庭蜗器相关挂图。

【注意事项】

1. 注意理解中耳、内耳有关结构的正常位置。

2. 多使用模型,将标本、模型置于解剖位置进行观察辨认。

【实验步骤及内容】

在耳的整体模型、内耳模型、相关挂图以及标本上观察。

前庭蜗器包括外耳、中耳、内耳三部分。外耳又分为耳郭、外耳道和鼓膜;中耳为一系列的小腔,位于外耳与内耳之间。内耳或称迷路,包括耳蜗、前庭、三个半规管,前者为听觉器,后两者为平衡器官。

一、外耳

包括耳郭、外耳道和鼓膜。

1. 耳郭　在模型或活体上进行观察。

2. 外耳道　是外耳门至鼓膜间的弯曲管道,由外向内其方向先向前上,继而稍向后,然后弯向前下,故活体上检查成人鼓膜时,必须将耳郭拉向后上方。外耳道可分内、外两段,外段为软骨部,内段为骨部。

3. 鼓膜　在模型上观察。鼓膜位置倾斜向前下方,与头部的矢状面及水平面各成约 45° 角,可分为上、下两部,上部较小,呈三角形,薄而松弛,名松弛部;下部较大,为鼓膜振动之主要部分,名紧张部。鼓膜脐前下方有三角形反光区称光锥。

二、中耳

在模型及锯开的颞骨标本上对照观察,注意参照颅骨标本确定其解剖位置。

中耳包括鼓室、咽鼓管、乳突窦及乳突小房,为不规则的腔道,大部分在颞骨岩部内。

(一)鼓室　是颞骨岩部内一个形状不规则的含气腔隙。鼓室可分为六个壁:

1. 上壁 为鼓室盖壁，为一薄层骨板，分隔鼓室与颅中窝。

2. 下壁 为颈静脉壁，分隔鼓室和颈内静脉起始部。

3. 前壁 为颈动脉壁，即颈动脉管的后壁。

4. 后壁 为乳突壁，此壁上部有乳突窦开口，乳突窦向后又与乳突小房相通。

5. 外侧壁 为鼓膜壁。

6. 内侧壁 为内耳外侧壁，亦称迷路壁。此壁凹凸不平，中部有圆形向外侧的隆起名岬。岬的后上方有卵圆形孔名前庭窗，为镫骨底封闭。岬的后下方有圆形小孔名蜗窗，在活体上有膜封闭，称为第二鼓膜。在前庭窗的后上方有一条弓形隆起，称为面神经管凸，内有面神经通过。

结合模型观察三块听小骨即锤骨、砧骨及镫骨。三骨中锤骨最靠外侧，锤骨柄末端附着于鼓膜脐区内面，锤骨头连砧骨，砧骨又与镫骨头连接，而镫骨底则覆盖前庭窗。

（二）咽鼓管 为沟通中耳鼓室与鼻咽部的管道。咽鼓管咽口位于鼻咽部侧壁。咽鼓管自咽口向后上外行，以鼓室口开口于鼓室前壁。

（三）乳突小房 为颞骨乳突内的许多含气小腔，在锯开的颞骨标本上观察，可见这些小腔互相交通，向前借乳突窦与鼓室相通。乳突窦是乳突小房中最大者，居鼓室后壁上，它沟通鼓室与乳突小房。

三、内耳

位于鼓室和内耳道底之间，全部埋藏于颞骨岩部骨质内，由骨迷路和膜迷路构成，在模型和显示内耳的颞骨标本上观察。

（一）骨迷路 由致密骨质围成，是岩部骨质中曲折的隧道，结合模型观察，它共分三部，即前庭、骨半规管、耳蜗。

1. 前庭 为骨迷路中部的扩大，前下方有一较大孔道连于耳蜗，后上方以五个小孔接骨半规管。前庭外侧即鼓室内侧壁，内侧邻接内耳道底。

2. 骨半规管 有三个，分别是前、后、外骨半规管，三个管相互垂直排列。三个骨半规管各有一膨大的壶腹脚，前、后半规管的单脚汇合成总脚，因此以五个孔开口于前庭。

3. 耳蜗 形如蜗牛壳，尖端为蜗顶，朝向前外侧。蜗底对向内耳道底。耳蜗内圆锥形骨性中轴称蜗轴。蜗螺旋管起于前庭，环绕蜗轴两圈半，以盲端终于蜗顶。蜗螺旋板的游离缘伸入蜗螺旋管内。

（二）膜迷路 套在骨迷路内，由膜半规管、椭圆囊和球囊、蜗管组成，它们之间相互连通。骨迷路以内膜迷路以外的空腔里充满了无色透明的液体，称外淋巴。膜迷路内也充满了无色透明的液体，称内淋巴，但内外淋巴不交通。

1. 膜半规管 膜半规管套于同名骨半规管内，分别称前、后、外膜半规管。各膜半规管也有相应的膨大部分，称为膜壶腹。膜壶腹内壁上有隆起的壶腹嵴，是位置觉感受器，能感受头部旋转变速运动的刺激。

2. 椭圆囊和球囊 椭圆囊和球囊是前庭内两个相互连通的膜性小囊。在椭圆囊和球囊的壁内各有一斑状隆起，分别称椭圆囊斑和球囊斑，是位置觉感受器，能感受直线变速运动的刺激。

3. 蜗管 蜗管位于蜗螺旋管内，介于骨螺旋板和蜗螺旋管外侧壁之间。在横断面上，蜗管呈三角形。其上壁为前庭壁，又称前庭膜；外侧壁为蜗螺旋管内面骨膜的增厚部分，一般认为与内淋巴的产生有关；下壁为螺旋膜，又称基底膜，其上有突向蜗管的隆起，称螺旋器，为听觉感受器，能感受声波的刺激。

【思考题】

咽炎经何种途径蔓延导致中耳炎、乳突炎，甚至可致面神经瘫痪?

【绘图练习】

绘出前庭蜗器模式图，并标示下列结构：耳郭、外耳道、鼓膜、听小骨、骨迷路、前庭蜗神经、鼓室、咽鼓管。

【复习总结及填写实验报告】

（刘增福）

第六篇
神经系统

第十四章　中枢神经系统

第一节　脊　髓

【目的要求】

观察脊髓的位置与外形。

【标本教具】

一、标本

1. 打开椎管后壁的脊髓标本。

2. 离体脊髓标本。

3. 脊髓横切面标本。

4. 脊髓带椎骨标本。

二、模型及挂图

1. 神经系统总论有关挂图。

2. 脊髓有关挂图。

3. 脊髓带椎骨模型。

【注意事项】

1. 神经系统标本柔嫩，应注意爱护，严禁用钢笔等接触标本和模型，以免污损破坏。

2. 部分结构肉眼不可见，多利用模型及挂图观察。

【实验步骤及内容】

一、神经系统总论

参照有关挂图，复习神经系统的区分、神经元的基本结构和分类、神经系统的活动方式和常用术语。

二、脊髓的外形

取离体标本观察。可见脊髓呈圆柱状，横径大于前后径，全长粗细不等，有两个膨大部位，上面一个为颈膨大，下面一个为腰骶膨大。自腰骶膨大向下逐渐变细，称为脊髓圆锥。圆锥的下端延续为一细丝，即终丝。脊髓表面有几条纵行的沟裂，前面正中的深裂为前正中裂，裂内有血管，后面正中较浅的为后正中沟，二者恰好把脊髓分为左右对称的两半。此外还有两对外侧沟，即前外侧沟和后外侧沟，沟内有神经根丝相连。前外侧沟根丝细小，排列稀疏，合成前根；后外侧沟根丝粗大，排列紧密，合成后根，后根上膨大处称脊神经节。前、后根会合形成脊神经。与组成每一对脊神经的根丝相连的一段脊髓称为一个脊髓节段，脊神经为 31 对，故脊髓有 31 个节段。

三、脊髓的位置

在切除椎管后壁的脊髓标本上观察。可见脊髓位于椎管内，上端在枕骨大孔处与延髓相连，成人下端平对第 1 腰椎下缘（新生儿脊髓下端平对第 3 腰椎）。这是由于自胚胎第 3 个月开始，脊髓生长速度比椎管迟缓之故。因为脊髓较椎管短，故腰神经和骶神经的根丝必须先在椎管内下行一段距离，然后到达相应的椎间孔。这些下行的根丝，在第 1 腰椎水平以下共同组成马尾。脊髓节段与脊柱的椎骨不完全对应，除上颈节外均比相应的椎骨位置高，参考有关的挂图观察。

四、脊髓的横切面

在脊髓的横切标本上观察。首先根据各沟裂位置判定方位，再观察切面上的内部结构。切面上中部颜色较灰暗的部分是灰质，周围颜色发白的部分是白质。

（一）脊髓灰质　位居脊髓中央，略呈"H"形，H形的中间部分称为灰质连合，其中央有一小孔，是脊髓中央管的切面。灰质的外侧部向前突出的部分称前角，向后突出的部分称后角，在脊髓第1胸节到第3腰节，中间带向外侧突出形成侧角。前角、后角和侧角是在横切面上的形态，如从脊髓整体来看，它们上下连续成柱状，分别称为前柱、后柱和侧柱。

（二）脊髓白质　居脊髓灰质的周围，被脊髓的沟裂分为几个部分：在前正中裂与前外侧沟之间的部分称前索；在前、后外侧沟之间的部分称外侧索；在后正中沟与后外侧沟之间的部分称后索。在灰质前连合的前方，前正中裂的底部，有连接两侧前索的白质结构，称为白质前连合。

【思考题】

简述脊髓的外形特点和内部结构。

【绘图练习】

绘出脊髓外形（前面），并标示下列结构：颈膨大、腰骶膨大、前正中裂、前外侧沟、脊髓圆锥、终丝。

【复习总结及填写实验报告】

第二节　脑　干

【目的要求】

1. 观察脑干的组成、外形及与有关脑神经的连接关系。

2. 观察第四脑室的位置及沟通关系。

【标本教具】

一、标本

1. 脑干标本。

2. 完整脑标本。

3. 脑干各段横切面标本。

4. 脑正中矢状切面标本。

二、模型及挂图

1. 脑干模型。

2. 各相关内容挂图。

【注意事项】

1. 脑标本柔嫩，应切实爱护，严禁用钢笔等接触标本和模型，以免污损。

2. 多利用模型及挂图观察。

【实验步骤及内容】

一、脑干外形

结合标本，在模型和挂图上观察。脑干从下往上由延髓、脑桥和中脑三部分组成，有

10 对脑神经根与之相连。

（一）脑干的腹侧面　延髓位于脑干的最下部，借横行的延髓脑桥沟与脑桥分隔，其下部较细，通过枕骨大孔与脊髓相连续。延髓腹侧面正中线上有前正中裂，裂的两侧有前外侧沟，均与脊髓同名沟裂连续。在延髓腹侧面上份，前正中裂两侧与前外侧沟之间的两个纵行隆起称为锥体，深面有锥体束通过，其下端可见到左、右侧的纤维在前正中裂深部相互交叉称为锥体交叉。在前外侧沟后外侧的长卵圆形的隆起是橄榄，橄榄深面有下橄榄核。在锥体与橄榄间可见有舌下神经的根丝由前外侧沟出脑。在橄榄后外侧由上而下依次是舌咽、迷走和副神经的根丝。

脑桥的腹侧面明显膨隆，为脑桥基底部。基底部在中线处略凹陷呈一纵行浅沟即基底沟，沟内有基底动脉通过。脑桥基底部下缘与延髓之间的横沟为延髓脑桥沟，由内侧向外侧依次有展神经、面神经和前庭蜗神经的根丝穿出。前庭蜗神经连脑处恰位于脑桥、延髓与小脑交角处，临床上常称此处为脑桥小脑三角。

中脑腹侧面上界为间脑的视束，下界为脑桥上缘，腹侧面一对纵行的柱状结构称为大脑脚，两侧大脑脚间的深窝称为脚间窝，下方有动眼神经根出脑。

（二）脑干的背侧面　在脑干背侧面中份有菱形凹陷称菱形窝，由延髓上半部和脑桥的背侧共同构成。菱形窝以下的延髓背侧面与脊髓的外形相似，正中线上的纵行浅沟即后正中沟，后正中沟上端两侧有椭圆形隆起称薄束结节，薄束结节外上方亦略膨隆称楔束结节，它们的深面分别为薄束核与楔束核。楔束结节外上方为小脑下脚，向背侧行向小脑，它构成菱形窝下外侧界的主要部分，由进入小脑的纤维束组成。

脊髓中央管向上延伸，在延髓、脑桥和小脑之间扩大成为第四脑室，菱形窝就是第四脑室的底。菱形窝在正中线上有一明显的纵沟即正中沟，正中沟外侧略隆起称内侧隆起，内侧隆起外侧有与正中沟大致平行的浅沟称为界沟，界沟外侧直到菱形窝外侧角的三角区称为前庭区，其深面为前庭神经核群，前庭区外侧角处有一隆起称听结节，内隐蜗神经核。自菱形窝两侧角可见数条横行走向条纹，称为髓纹，是延髓和脑桥在背侧面的分界线。内侧隆起在髓纹下方紧靠正中线处有尖端向下的舌下神经三角，内含舌下神经核；此三角后外侧的小三角形区域为迷走神经三角，内有迷走神经背核。内侧隆起在髓纹上方的小隆起称为面神经丘，其深面有展神经核。

中脑背侧面有上下两对圆形的隆起，其中上一对称上丘，下一对称下丘。下丘下方可见到滑车神经根出脑。

二、第四脑室

前面已经观察过菱形窝，现在主要在脑正中矢状切面上观察。可见第四脑室位居脑桥、延髓和小脑之间，底朝前下由菱形窝构成。第四脑室顶形似帐篷，尖顶向后上指向小脑，其前上部主要由前髓帆构成，后下部主要由第四脑室脉络组织构成，在此部有第四脑室正中孔通至蛛网膜下隙（在标本上往往难以看到）。第四脑室上通中脑水管，下通脊髓中央管，另有一个正中孔和两个外侧孔与蛛网膜下隙相通。

脑干内部结构中的脑神经核、非脑神经核、传导束及网状结构等内容参照模型及挂图观察，具体内容见教材。

【思考题】

1. 菱形窝的表面有哪些结构？深部各含有哪些脑神经核？

2. 试述和脑干相连的 10 对脑神经的名称及连脑部位。

【绘图练习】

绘出脑干前面观，并标示下列结构：大脑脚、视束、基底沟、三叉神经、面神经、舌下神经、动眼神经、椎体、展神经、延髓脑桥沟。

【复习总结及填写实验报告】

第三节　小脑、间脑

【目的要求】

1. 观察小脑的位置、外形，小脑扁桃体的形态、位置，小脑核的形态和位置。

2. 观察间脑的位置与分部、背侧丘脑的位置和形态及下丘脑的位置和结构。

3. 观察第三脑室的位置与沟通关系。

【标本教具】

一、标本

1. 小脑整体标本和小脑切面标本。

2. 连带间脑的脑干标本。

3. 脑的水平切面和冠状切面标本。

4. 脑的正中矢状切面及整脑标本。

二、模型及挂图

1. 小脑模型。

2. 连带间脑的脑干模型。

3. 整脑及脑的正中矢状切面模型。

4. 各相关内容挂图。

【注意事项】

1. 间脑与端脑之间及间脑各部分之间的分界和范围用肉眼不易辨清，观察时应倍加仔细。

2. 特别体会间脑的立体空间位置、与大脑半球的关系。小脑观察时要注意分清上、下、前、后方位。

【实验步骤及内容】

一、小脑

在模型及标本上观察。小脑位于颅后窝中，由两侧膨隆的小脑半球和中间缩窄的小脑蚓组成。小脑的上面被大脑半球的后部覆盖，居中的小脑蚓稍高，向两侧逐渐倾斜移行为半球。小脑的下面不平坦，两侧的半球部分明显隆突，中部则凹陷，凹陷的深处是小脑蚓。两侧小脑半球下面的前内侧部分，紧靠延髓的背外侧各有一个突出部分为小脑扁桃体，位置恰在枕骨大孔上方，当各种原因导致颅内压升高时，小脑扁桃体可能被向下挤入枕骨大孔，产生小脑扁桃体疝（即枕骨大孔疝），压迫延髓，危及生命。

小脑一般可以分为三叶，即绒球小结叶、前叶和后叶。从小脑的下面观察，可见小脑蚓最前端的隆起为小结，自小结向两侧借膜状结构连于一表面凹凸不平的圆形小体称为绒球。绒球与小结相连构成绒球小结叶，是小脑最古老的部分，属于古小脑。在小脑上面前1/3与后2/3相接连处有一条比较深的裂称为原裂，原裂以前的部分和小脑蚓即小脑前叶。除绒球小结叶及前叶外，位于原裂与后外侧裂之间的部分称为小脑后叶（后外侧裂为绒球小结叶后方的裂），种系发生上是随着大脑皮质的发展而最新形成的部分。

小脑的表面有许多大致平行的浅沟，相邻两沟间的凸起部分称为一个小脑叶片。在小脑切面标本上可见叶片的表面为灰质称小脑皮质，内部色浅为白质称小脑髓质，在髓质深部埋藏有灰质团块，称为小脑核。在小脑水平切面或冠状切面标本上可见位居中线的两侧、第四脑室顶上方的顶核和位于半球深部一对呈皱褶囊袋状的齿状核，在顶核与齿状核间尚有较小的栓状核与球状核。

小脑借三对脚即小脑下脚、小脑中脚和小脑上脚分别与延髓和脑桥相连，在脑干实验时已观察过，可对照标本进行复习，其纤维联系参考图谱及教材。

二、间脑

间脑位于中脑和端脑之间，绝大部分为两大脑半球所遮盖，间脑的外侧与半球实质融合，所以在外形上难以辨认。间脑在形态上可以区分为背侧丘脑、下丘脑、上丘脑、后丘脑和底丘脑五部分，其中底丘脑只能在切面上看到。

1. 背侧丘脑　是间脑最大的部分，从脑干标本的背侧观察，可见背侧丘脑是位于中脑上方的一对较大的卵圆形灰质块。两侧背侧丘脑之间所夹矢状位的窄隙即第三脑室，背侧丘脑上面游离，后端膨大，位于中脑顶盖外上方的部分称枕，前端较狭窄的隆起部分称丘脑前结节。在背侧丘脑上面的外侧有前部粗大后部渐细的隆起结构，是属于端脑的尾状核。背侧丘脑内侧面游离构成第三脑室的外侧壁的一部分。在第三脑室外侧壁的前下部有一从前上斜向后下的浅沟称为下丘脑沟，是丘脑与下丘脑的分界。

背侧丘脑的内部结构重点掌握腹后内侧核和腹后外侧核，参看有关挂图或模型。腹后内侧核接受三叉丘系纤维；腹后外侧核接受内侧丘系和脊髓丘系传入的纤维。

2. 下丘脑　位于背侧丘脑前下方，在脑矢状切面标本上观察，二者以下丘脑沟为界。从脑的底面观察时可见视交叉，自视交叉向后外侧延伸为视束，视交叉中部后方向前下突出并逐渐缩细的为漏斗，漏斗前下方为与之相连的圆形的垂体，漏斗根部后方略隆起为灰结节，灰结节后方的一对半球形的隆起为乳头体。

3. 上丘脑　包括位于第三脑室顶部后上方的丘脑髓纹、缰三角、缰连合以及其后方的松果体。松果体既是上丘脑的组成部分，也属内分泌器官。

4. 后丘脑　包括内、外侧膝状体。外侧膝状体是视觉的皮质下中枢，位于丘脑枕的外下方，沿视束向后追踪在其终端处膨大的部分即是。在丘脑枕下方上丘外侧的小隆起即内侧膝状体，是听觉的皮质下中枢。

5. 底丘脑　位于背侧丘脑与中脑交界处，表面不可见。

6. 第三脑室　呈狭隙状，是间脑的内腔，位居两侧背侧丘脑和下丘脑内侧面之间。在脑正中矢状切面标本上较易看清楚它的边界，即前界为终板，后界为松果体，底由视交叉、漏斗、灰结节、乳头体等形成，顶由与侧脑室内相延续的脉络组织和脉络丛构成。它向后下与中脑水管连通，前方借室间孔通侧脑室。

【思考题】

1. 试述小脑的分叶和机能区的划分。

2. 试述间脑的位置、分部。

【绘图练习】

绘出小脑上面观，并标示下列结构：小脑蚓、小脑半球、原裂。

【复习总结及填写实验报告】

第四节 端 脑

【目的要求】

1. 观察端脑的分叶和主要沟回的位置。
2. 观察侧脑室的位置、分部及交通。
3. 观察基底核的组成、形态。
4. 观察大脑半球连合纤维的位置和形态。
5. 观察内囊的位置、分部。
6. 观察第Ⅰ躯体运动区，第Ⅰ躯体感觉区、视区、听区、各语言中枢的位置。

【标本教具】

一、标本

1. 完整脑标本。
2. 大脑正中矢状切面标本。
3. 端脑水平切面标本；端脑额状切面标本。

二、模型及挂图

1. 脑模型。
2. 端脑相关挂图。

【注意事项】

1. 观察标本及模型时，要结合不同的标本及模型体会各结构的立体空间位置关系。
2. 观察标本模型时，要联系教材插图或图谱。
3. 观察标本时要小心爱护，切勿用镊子夹持，要轻拿轻放。
4. 本次实验标本容易损坏，应特别保护。

【实验步骤及内容】

一、大脑半球的外形

在完整端脑标本上观察。可见左、右两大脑半球被大脑纵裂分开，在大脑纵裂底部连结两大脑半球的结构为胼胝体。在正中矢状切开的半球标本内侧面可见到被切断的胼胝体断面呈耳轮状。每个大脑半球都分为隆突的上外侧面、平的内侧面及下方狭窄的底面，半球表面为大脑皮质，大脑皮质上有许多沟裂，沟裂之间的凸起部称为脑回。

（一）半球上外侧面 在半球标本或模型上观察。可见其上外侧面有一由前下行向后上的深裂，称为外侧沟，此沟起于半球底面前部。在背外侧面中部，有三条大致平行的从内上走向外下的沟，中间一条最为明显，称为中央沟，它后方一条称为中央后沟，前方一条称为中央前沟。在上外侧面下缘（即上外侧面与底面交界处），枕极前方约 4cm 处有一稍向上凹陷的部位，称为枕前切迹。在半球内侧面后部可见一条由前下方走向后上方的深沟称为顶枕沟。

根据上述沟裂可将大脑半球区分为四叶：

额叶：外侧沟以上、中央沟以前部分为额叶。

顶叶：外侧沟以上、中央沟以后部分为顶叶。

颞叶：外侧沟以下部分为颞叶。

枕叶：顶枕沟以后部分为枕叶。

此外，在外侧沟前部深面，还隐藏着一个岛叶，在切去部分额、颞、顶叶的标本上可见岛叶的全貌。

在分叶的基础上，分别观察各叶的重要沟回。

1. 额叶 重要沟回有：中央前沟与中央沟之间的回为中央前回，在中央前沟前方还有两条大致水平走向的沟，上方为额上沟，下方为额下沟。额上沟以上的脑回为额上回，额上、下沟之间的脑回为额中回，额下沟以下的脑回为额下回。

2. 顶叶 中央后沟与中央沟之间的脑回为中央后回。中央前、后回上端越过上缘折至内侧面并合成中央旁小叶。约在中央后沟上、中 1/3 交界处，有一大致水平向后的沟为顶内沟，在它上方的部分称为顶上小叶，在它下方的部分称为顶下小叶，在顶下小叶围绕外侧沟末端的回称为缘上回，围绕颞上沟末端的回称为角回。

3. 颞叶 在颞叶可见上、下两条与外侧沟平行走向的沟。上方一条比较明显，称颞上沟，它的后段走向后上进入顶下小叶；下方一条不大明显常中断成数段，称为颞下沟。在颞上沟与外侧沟间的脑回为颞上回，在颞上回上面，隐藏在外侧沟下壁有横行的短回名颞横回。介于颞上、下沟之间的脑回为颞中回。颞下沟以下的脑回为颞下回。

（二）半球内侧面 半球内侧面中部可见一呈耳轮状的断面，为胼胝体的断面，它前端下垂的尖端为胼胝体嘴，嘴以上弯曲处为胼胝体膝，中间部为胼胝体干，后端稍膨大处为胼胝体压部。胼胝体上方有一条围绕它的沟名胼胝体沟。胼胝体沟上方有一条大致与之平行的沟称为扣带沟。胼胝体沟与扣带沟之间的脑回为扣带回。在胼胝体压部后下方有弓形走向枕极的深沟称距状沟，此沟在胼体压部后下方处与顶枕沟相交。顶枕沟与距状沟之间的部位称楔叶，距状沟下方为舌回。约相当于胼胝体中部的下方，有一弯曲走向前下方的纤维束为穹窿。穹窿与胼胝体之间的三角形薄板称透明隔。在穹窿最前下部后方与背侧丘脑前端之间存在一小孔，为室间孔，它是侧脑室与第三脑室连通的孔道。

（三）半球底面 半球底面前部由额叶、中部由颞叶、后部由枕叶构成。在额叶底面，大脑纵裂两侧各有一与其平行的神经纤维束即嗅束，嗅束前端略显膨大为嗅球，而后端则移行于一小三角形区域称嗅三角。在颞叶底面的中部有一条前后纵形的沟，称为侧副沟，它前段内侧的回称海马旁回，海马旁回前端向后上弯曲，称钩。海马旁回外上方，侧脑室下角的底有长形隆起为海马，海马与海马旁回之间有一呈锯齿状的灰质带名齿状回（在海马标本上示教）。

二、端脑的内部结构

在大脑半球上部的水平切面上观察，可见其周边部分颜色较深为皮质，中央部分颜色较淡为髓质，此处髓质主要由脑的连合纤维所构成。在大脑半球较低水平切面上观察，可见这些纤维大部横行，在前后端则呈钳状走向两侧额极及枕极，它们联络左、右大脑半球，越过中线而组成胼胝体。可对照半球正中矢状切标本、水平切面标本及模型理解胼胝体的立体空间位置关系。

在大脑半球中部的水平切面观察，可见髓质的中央出现若干灰质团块及裂隙，这些灰质团块主要为基底核，裂隙则分别为侧脑室及第三脑室。

（一）侧脑室及第三脑室 在半球中部水平切面上观察，可见半球前部有一束明显横行的纤维，为胼胝体前部纤维，在这束纤维的后方有一呈倒"八"字形的裂隙，此裂隙为侧脑室前角的水平切面（如标本为单侧半球，此裂隙则只有倒"八"字形的一半）。由此裂隙的尖端向内后在正中线上有一纵行的裂隙，为第三脑室的水平切面，在此纵行裂隙后有一呈

"人"字形的较宽的裂隙，为侧脑室后角的切面。此时对照侧脑室模型，观察侧脑室的全貌，可见它分为中央部、前角、后角、下角四部，中央部在顶叶深面，前角在额叶深面，下角在颞叶深面，后角在枕叶深面，各部彼此连通，两侧脑室又通过室间孔与第三脑室连通。对照脑室模型体会侧脑室及第三脑室的立体空间位置关系。

（二）基底核　在半球中部水平切面上观察，可见在侧脑室前角切面的后外侧，有一大致呈卵圆形的灰质团块切面，为尾状核头。在尾状核头切面的后外侧有一三角形的灰质切面为豆状核切面，此核中部由二纵行的白质分隔为三部，外侧部颜色较深，称为壳，内侧二部颜色较浅称为苍白球。豆状核切面内后方的卵圆形灰质切面为背侧丘脑。背侧丘脑切面后外侧，侧脑室后角外侧壁前部，有一小卵圆形灰质切面为尾状核尾。

在尾状核头与豆状核之间及豆状核与背侧丘脑之间，为一尖端向内侧的"＜"字状白质板切面，即为内囊切面，在尾状核头与豆状核之间的部分称为内囊的前肢，在豆状核和背侧丘脑之间的部分，称为内囊的后肢，两肢连接处，即"＜"字形的尖端称为内囊膝。在豆状核外侧，可见一呈锯齿状的狭窄灰质切面，即为屏状核的切面。

基底核除上述尾状核、豆状核、屏状核外，还有杏仁体，此体连于尾状核的末端，位于颞叶内，在标本上不易观察，可在模型上观察。

基底核及内囊仅在上述水平切面标本不易体会其立体位置，在观察过水平切面标本后，再在半球冠状切面标本上对照观察。在冠状切面标本上部中央，可见明显的大脑纵裂，在此裂的底部可见横贯两半球的横行纤维束，为胼胝体中部的冠状断面，在胼胝体下方的腔隙为侧脑室中央部的断面，居中线处的裂隙为第三脑室的切面，第三脑室两侧的卵圆形灰质为背侧丘脑的切面，背侧丘脑外侧的三角形灰质块为豆状核的断面，在此断面上亦可看到豆状核分为壳及苍白球两部分。豆状核上方的较小卵圆形断面为尾状核体的断面。豆状核、背侧丘脑、尾状核三者之间为内囊。屏状核、外囊在此切面上亦可观察到。

为了进一步强化这些结构的空间位置关系，可对照脑干模型加深理解。

内囊内的纤维束、大脑皮质功能定位和边缘系统在有关挂图上观察，具体内容见教材。

【思考题】

1. 试述基底核包括的核团及各核团的形态、位置。

2. 试述内囊的位置、分部和通过的主要纤维束，损伤后会引起哪些严重症状？

【绘图练习】

1. 绘出大脑半球外侧面主要沟回，并标示下列结构：中央沟、中央前沟、中央后沟、额上沟、额下沟、顶内沟、额上回、额中回、额下回、中央前回、中央后回、颞上沟、颞下沟、颞上回、颞中回、颞下回、缘上回、角回。

2. 绘出内囊模式图，并标示下列结构：尾状核头、背侧丘脑、豆状核、皮质核束、丘脑中央辐射、皮质脊髓束、听辐射、视辐射。

【复习总结及填写实验报告】

（葛红梅）

第十五章　神经系统的传导通路

【目的要求】

1. 观察躯干和四肢的本体感觉和精细触觉传导通路和浅感觉传导通路的组成、各级神经元所在的部位及其纤维的行程、交叉部位及在大脑皮质的投射部位。

2. 观察视觉传导通路的组成，视交叉、视束的纤维来源、行程及在大脑皮质的投射部位。

3. 观察锥体系的组成、行程、纤维交叉的概况及部位和对脑神经运动核、脊髓前角运动神经元的支配情况。

4. 观察上、下神经元的位置。

【标本教具】

一、标本

1. 脊髓整体外形标本、脊髓断面切片标本。

2. 脑干断面切片标本、脑正中矢状切标本。

3. 端脑水平切脑外形标本。

二、模型及挂图

1. 脊髓及脑干断面模型。

2. 各种神经传导通路模型。

3. 各种神经传导通路挂图。

【注意事项】

1. 各种标本、模型、示意图、挂图等有机结合。

2. 传导通路的性质、神经元组成及各级神经元细胞体的位置；是否交叉以及交叉的水平和部位；最终投射（或支配）的部位。

【实验步骤及内容】

本实验以模型和挂图为主，结合标本观察。

一、感觉传导通路

（一）意识性本体感觉和精细触觉传导通路

1. 躯干和四肢本体感觉和精细触觉传导通路　由 3 级神经元组成。第 1 级神经元细胞体位于脊神经节内，其周围突分布至本体觉感受器和精细触觉感受器；中枢突入脊髓后索上升，其中来自第 5 胸节以下纤维上升形成薄束，来自第 4 胸节以上纤维上升形成楔束，至延髓止于薄束核和楔束核。由薄束核和楔束核发起第 2 级神经元，其轴突向前绕过中央灰质的腹侧左右交叉，形成内侧丘系交叉，交叉后的纤维形成内侧丘系，止于背侧丘脑的腹后外侧核。由腹后外侧核起始为第 3 级神经元，其轴突经内囊后肢投射到大脑皮质中央后回的中、上部以及中央旁小叶后半。

2. 头面部本体感觉和精细触觉传导通路　传导路径尚不十分清楚。

（二）痛、温度和粗略触觉传导通路

1. 躯干、四肢的痛、温度和粗略触觉传导通路　由 3 级神经元组成。第 1 级神经元为脊神经节细胞，其周围突分布于感受器，中枢突经后根进入脊髓，上行1~2个节段，终止于脊髓灰质后角固有核。第2级神经元胞体位于同侧脊髓灰质后角内，它们发出纤维经白质前连合，然后交叉到对侧的外侧索和前索内上行，组成脊髓丘脑侧束和脊髓丘脑前束，终止于丘脑腹后外侧核；由丘脑腹后外侧核起始为第3级神经元，其轴突组成丘脑中央辐射，投射到中央后回的中、上部和中央旁小叶后半。

2. 头面部的痛、温度和触觉传导通路　由3级神经元组成。第1级神经元位于三叉神经节内，其周围突分布至头面部感受器，中枢突组成三叉神经感觉根入脑桥，止于三叉神经脑桥核和三叉神经脊束核。由三叉神经脑桥核和脊束核起始为第2级神经元，其轴突交叉至对侧组成三叉丘系，止于丘脑腹后内侧核。由丘脑腹后内侧核起始为第3级神经元，其轴突经内囊后肢投射到中央后回的下部。

（三）视觉传导通路和瞳孔对光反射通路

1. 视觉传导通路　由3级神经元组成。眼球视网膜上的双极细胞为第1级神经元。第2级神经元为节细胞，其轴突汇集后穿眼球壁成为视神经，经视神经管入颅腔，形成视交叉后延续为视束（在视交叉中，来自两眼视网膜鼻侧半的纤维交叉；来自视网膜颞侧半的纤维不交叉），止于外侧膝状体。第3级神经元的胞体在外侧膝状体内，由外侧膝状体核发出纤维组成视辐射，投射到端脑距状沟周围的视区皮质。

2. 瞳孔对光反射通路　自视网膜始，经视神经、视交叉达视束，视束的部分纤维经上丘臂至顶盖前区，与顶盖前区的细胞形成突触。顶盖前区为对光反射中枢，发出的纤维与两侧动眼神经副核联系，动眼神经副核发出的纤维经动眼神经进入眶内，止于睫状神经节，由睫状神经节发出的节后纤维进入眼球支配瞳孔括约肌和睫状肌。

（四）听觉传导通路

第1级神经元为位于蜗螺旋神经节内的双极细胞，其周围突分布于内耳的螺旋器，中枢突组成蜗神经，止于蜗神经前、后核（第2级神经元）。此二核发出的纤维多数横行至对侧上升形成外侧丘系（少数在同侧上升），大部分纤维止于下丘（第3级神经元），由下丘发出纤维到达内侧膝状体（第4级神经元），少量纤维直接到达内侧膝状体；自内侧膝状体发出纤维组成听辐射，经内囊后肢投射到大脑皮质的颞横回。

二、运动传导通路

（一）锥体系

1. 皮质脊髓束　由2级神经元组成。中央前回上、中部和中央旁小叶前部的锥体细胞（第1级神经元）的轴突集合成皮质脊髓束，下行至延髓的腹侧部，约3/4的纤维交叉至对侧，交叉后的纤维继续在对侧脊髓外侧索内下行称皮质脊髓侧束，逐节终止于脊髓前角细胞（第2级神经元），支配四肢肌；一小部分没有交叉而下行至同侧脊髓前索内，称为皮质脊髓前束，终于脊髓前角细胞，支配躯干和四肢的骨骼肌运动。

2. 皮质核束　由2级神经元组成。主要由起源于中央前回下部的锥体细胞轴突集合而成（第1级神经元），其纤维下行陆续分出至双侧脑神经运动核（第2级神经元），面神经核下半和舌下神经核除外（只接受对侧支配）。

（二）锥体外系　锥体系以外与运动有关的传导通路统称为锥体外系，种系发生上比较古老，结构复杂，可参考挂图，有关内容见教材。

【思考题】

1. 左手小指被针刺时，痛觉是如何传导至大脑皮质的？

2. 某患者右侧睑裂以下表情肌瘫痪，伸舌偏右，右侧半身深、浅感觉障碍和运动障碍，可能损伤什么部位？为什么？

【复习总结及填写实验报告】

（郭新庆）

第十六章 脑和脊髓的被膜、血管及脑脊液的循环

【目的要求】

1. 观察脑和脊髓被膜的配布，硬膜外隙及蛛网膜下隙的位置和内容。
2. 观察硬脑膜形成的结构。
3. 观察脑和脊髓动脉的行程和分布。
4. 观察大脑动脉环的位置和组成。
5. 观察脑脊液的产生及循环途径。

【标本教具】

（一）标本

1. 保留蛛网膜及软脑膜完整的脑标本。
2. 去脑保留硬脑膜的颅腔标本。
3. 保留被膜的离体脊髓标本和椎管内原位脊髓标本。
4. 血管完整的脑和脊髓标本。
5. 去顶颅骨标本。

（二）模型及挂图

1. 脑血管模型。
2. 脑模型。
3. 显示侧脑室的标本及模型。
4. 相关挂图。

【注意事项】

1. 观察标本时要小心爱护，切勿用镊子夹持，要轻拿轻放。
2. 本次实验标本容易损坏，应特别保护，观察血管时切忌用力牵拉。

【实验步骤及内容】

（一）脑和脊髓的被膜

1. 脊髓的被膜　脊髓的被膜共分三层，由外到内依次为硬脊膜、蛛网膜和软脊膜。利用带被膜的离体脊髓标本和打开椎管的原位脊髓标本进行观察。

（1）硬脊膜：坚韧致密呈圆筒状包绕脊髓。在打开椎管的标本上可见硬脊膜向上附于枕骨大孔边缘，并与硬脑膜续连，向下终止于第2骶椎水平，包裹终丝，末端附于尾骨。硬脊膜与椎管壁之间的空隙即硬膜外隙，内含疏松结缔组织、脊神经根和椎内静脉丛等。

（2）蛛网膜：翻开硬脊膜可见其深面有一层薄而透明的膜即蛛网膜，通常蛛网膜与硬脊膜紧密相贴。蛛网膜向上与脑的蛛网膜直接延续，在下端也包绕脊髓和马尾达第2骶椎水平。

（3）软脊膜：在蛛网膜深面紧贴在脊髓表面的一层膜即软脊膜。软脊膜与蛛网膜之间的空隙即蛛网膜下隙。脊髓蛛网膜下隙向上与脑的蛛网膜下隙连通。此隙下部自脊髓末端至第2骶椎水平扩大为终池。在脊髓两侧软脊膜在前后根之间向外侧突出，尖端连同蛛网膜附于

硬脊膜，这些锯齿状的突起称齿状韧带。

2. 脑的被膜　脑的被膜从外至内也分三层，即硬脑膜、脑蛛网膜、软脑膜。

（1）硬脑膜：在已取出脑的颅腔湿标本上观察。可见贴附在颅骨内面一层较厚且坚韧致密的膜，即硬脑膜。此膜外面粗糙，内面光滑，实际由两层贴在一起构成。内层相当于硬脊膜的延续，外层实为颅骨内膜，二者之间有血管神经分布。在颞部撕开硬脑膜对光亮处观察可见明显的脑膜中动脉及其分支。硬脑膜在正中矢状面上有一形如镰刀向下垂的部分伸入大脑纵裂内分隔两大脑半球，称为大脑镰，它前附于鸡冠，后附于枕内隆凸并与小脑幕相连。在相当于横窦沟处硬脑膜有一水平向前伸出的部分称为小脑幕，它伸入大脑半球与小脑之间。其前缘游离呈月牙状，形成小脑幕切迹，其间有中脑通过。硬脑膜在一定部位两层分开，内面衬以内皮，其中流动着静脉血，称为硬脑膜窦。主要的硬脑膜窦有：

上矢状窦：位于大脑镰上缘，自前向后下，在相当于枕内隆凸处汇入窦汇，在已横断切开上矢状窦的硬脑膜标本上观察上矢状窦。

下矢状窦：位于大脑镰游离缘即下缘处的小静脉窦，它向后汇入直窦。

直窦：位于大脑镰与小脑幕连接处，前有大脑大静脉注入，向后汇入窦汇。

横窦：位于小脑幕附着处，左、右各一，自窦汇起沿横窦沟向前外至颞骨岩部，转而向下续为乙状窦。

乙状窦：相当于颅骨乙状窦沟部位，后接横窦，向下经颈静脉孔延续为颈内静脉。

窦汇：在相当于枕内隆凸附近，左右横窦、上矢状窦、直窦互相汇合，此处称为窦汇。

海绵窦：位于蝶鞍两侧，向前达眶上裂的内侧，有眼静脉汇入，向后至颞骨岩部的尖端，分别借岩上窦、岩下窦与横窦和颈内静脉相通，两侧海绵窦还有前、后海绵间窦相通。在海绵窦内有颈内动脉和展神经通过，动眼神经、滑车神经及三叉神经第1支与第2支则经过窦的外侧壁。

（2）脑蛛网膜：位于硬脑膜的深面，在脑蛛网膜完整的标本上观察。可见此膜为一层透明的薄膜，在脑沟处不深入其中而从其表面跨过。脑蛛网膜与其深面的软脑膜之间的空隙为蛛网膜下隙，活体此腔内流通着脑脊液。在上矢状窦两侧，脑蛛网膜形成许多小颗粒状结构突入上矢状窦内，此即蛛网膜颗粒。蛛网膜下隙在脑的沟裂处扩大形成蛛网膜下池，主要有：

小脑延髓池：位于小脑与延髓背侧面之间，相当于枕骨大孔后缘上方。

（3）软脑膜：在剥离部分蛛网膜的标本上观察。可见紧贴于脑表面的一层薄膜，不易与脑分开并深入于沟裂之中即软脑膜。在某些部位软脑膜与脑室的室管膜紧贴，构成脉络膜，若其中含有血管则构成脉络组织。脉络组织在某些部位血管反复分支成丛，夹带其表面的软脑膜与室管膜突入脑室形成脉络丛，脉络丛能产生脑脊液。取脑室标本观察，可见在侧脑室、第3、4脑室内，呈长条索状的细突起即是脉络丛。

（二）脑和脊髓的血管　取完整的脑和脊髓带血管标本及相关挂图观察。

1. 脑的血管

（1）椎动脉：椎动脉起自锁骨下动脉，向上依次穿过第6至第1颈椎横突孔，向内弯曲经枕骨大孔进入颅腔，在延髓与脑桥交界处两侧椎动脉汇合成基底动脉。椎动脉的分支主要有①脊髓前、后动脉：沿脊髓腹、背侧下行至脊髓；②小脑下后动脉：分布于小脑下面后部和延髓。

（2）基底动脉：行于脑桥基底沟处，在脑桥上缘分为两条大脑后动脉，其主要分支有①小脑下前动脉——由基底动脉起始部发出，分布于小脑下面前部；②迷路动脉——经内耳道至迷路；③脑桥动脉——数支，分布于脑桥；④小脑上动脉——由末端发出，经动眼神经后下方行向外侧，分布于小脑上面；⑤大脑后动脉——为其终末支，在小脑上动脉的上方，并与之平行向外侧，经动眼神经前上方绕大脑脚行向外后，分支供应枕叶及颞叶等。

（3）颈内动脉：经颈动脉管进入颅内，在视交叉外侧，分为大脑前及大脑中动脉。①大脑前动脉——向前内至大脑纵裂，在胼胝体上转向上后方，分支分布于大脑半球下面前部、额叶和顶叶内侧面皮质。左、右两大脑前动脉在进入大脑纵裂前由一短支连通，称前交通动脉。②大脑中动脉——是颈内动脉的直接延续，在颞叶与额叶间经外侧沟绕至大脑半球背外侧面，分支分布大脑上外侧面之大部以及岛叶，其中包括躯体运动、躯体感觉、听觉和语言中枢等重要部位。③后交通动脉——起自颈内动脉末段，是连接颈内动脉和大脑后动脉的一对动脉，通常相当细小。④脉络丛前动脉——细长，沿视束腹侧向后行，在侧脑室下角处进入脑室，参与构成侧脑室脉络丛，并分支供应海马、苍白球及内囊后脚。

（4）大脑动脉环：两侧颈内动脉末段、大脑前动脉与大脑后动脉的起始段以及前、后交通动脉在脑底形成环状吻合，称为大脑动脉环。

由大脑前、中、后动脉发出进入半球深面的小支总称中央支，重要者有豆状核纹状体动脉：由大脑前及大脑中动脉起始部发出，穿前穿质进入脑实质内，分支供应尾状核、壳和内囊的大部。

（5）脑的静脉：不与动脉伴行，分浅深两部。深静脉收集大脑深部的血液，合成一条大脑大静脉，在胼胝体压部下方注入直窦。浅静脉分布于脑的表面，主要收集大脑皮质及部分髓质的血液，均注入附近脑的硬脑膜窦。

2. 脊髓的血管

（1）脊髓前、后动脉：此两动脉发自椎动脉颅内段，脊髓前动脉左、右两支很快合成一条，沿前正中裂下行，左右脊髓后动脉分别沿两侧后外侧沟下行。

（2）吻合支：在椎间孔内有分别来自颈升动脉、肋间后动脉和腰动脉的分支进入并与脊髓前、后动脉吻合。

（3）脊髓的静脉：在脊髓表面形成静脉丛，并与椎静脉丛汇合。

（三）脑室和脑脊液　取脑和脊髓带有被膜的正中矢状切面标本及脑室模型，观察侧脑室、第3、4脑室、中脑水管及各脑室内的脉络丛。

1. 脑室

（1）侧脑室：左、右各一，分别位于大脑半球内。两个侧脑室借室间孔与第三脑室相通。

（2）第三脑室：位于两侧背侧丘脑及下丘脑之间的矢状裂隙。向上通侧脑室，向下通中脑水管。

（3）第四脑室：位于延髓、脑桥与小脑之间。室底为菱形窝，室顶朝向小脑。通过正中孔和两个外侧孔通蛛网膜下隙。

2. 脑脊液　由各脑室内脉络丛产生的无色透明液体，成人总量约150ml，充满于脑室系统、脊髓中央管和蛛网膜下隙内。它处于不断地产生、循环和回流的动态平衡中，其循环途径为侧脑室脉络丛产生的脑脊液，经室间孔流向第三脑室，与第三脑室脉络丛产生的脑脊液一起，经中脑水管流入第四脑室，汇合第四脑室脉络丛产生的脑脊液后再经正中孔和外侧孔流入蛛网膜下隙，经蛛网膜颗粒渗透到硬脑膜窦。

【思考题】

1. 临床上腰椎穿刺抽取脑脊液宜在何处进行，为什么？穿刺进入的部位及依次经过的层次有哪些？

2. 内囊由何动脉供血？若一侧内囊血管破裂出血，患者可出现哪些主要症状？为什么？

【绘图练习】

1. 绘出脊髓的被膜，并标示下列结构：软脊膜、蛛网膜、硬脊膜、硬膜外隙。

2. 绘出脑的动脉（底面），并标示下列结构：大脑前动脉、前交通动脉、后交通动脉、大脑中动脉、大脑后动脉、基地动脉、椎动脉。

【复习总结及填写实验报告】

※护理应用专题

腰椎穿刺术

【实验目的】

1. 描述脊髓下端的位置及脑脊液存在的部位。

2. 了解腰椎穿刺术的操作要点。

【实验材料】

1. 椎骨间的连结及脊柱侧面挂图。

2. 模型人。

3. 一次性注射器。

【相关解剖】

1. 椎骨棘突及体表标志　脊柱后面观可见棘突纵裂成一条直线，在脊柱前屈时，棘突间隙增大。由于棘突位于皮下，故在体表可确定棘突及棘突间隙。其中左、右髂嵴最高点的连线通过第 4 腰椎棘突。

2. 椎骨间的连接与穿刺关系　①椎间盘：位于相邻两椎体之间，周围部为纤维环，中间为髓核；②前纵韧带：位于椎体和椎间盘的前方，宽厚而坚韧；③后纵韧带：位于椎体和椎间盘的后方；④棘上韧带：位于所有棘突的尖端，该韧带在老年人可能有钙化现象，针尖抵此韧带往往滑开，不易刺入；⑤棘间韧带：位于相邻的棘突之间，前连黄韧带，后续棘上韧带，腰部的棘间韧带宽厚，穿刺时针感疏松；⑥黄韧带：位于相邻的椎弓板之间，当穿刺黄韧带时，有阻力骤增感，刺穿时，阻力消失感明显，通常以此作为判断是否进入硬膜外隙的依据。

3. 椎管内腔隙　①硬膜外隙：位于硬脊膜和椎骨内面的骨膜之间，内含丰富的疏松结缔组织、淋巴管、椎内静脉丛和脊神经根。此腔上端起自枕骨大孔，下端终于骶管裂孔，向上不与颅内相通；②蛛网膜下隙：位于蛛网膜与软脊膜之间，腔内布满脑脊液。向上与脑蛛网膜下隙相通，向下终于第 2 骶椎平面。其中在第 2 腰椎以下的蛛网膜下隙扩大成终池，此处无脊髓，只有终丝和腰骶神经根形成的马尾浮浸在脑脊液中，即做腰椎穿刺常在此进行。由于硬脊膜和蛛网膜相贴，当穿刺针刺破硬脊膜时，故已进入蛛网膜下隙。

【操作要点】

1. 部位　脊髓下端在成人平对第 1 腰椎的下缘，少数位于第 2 腰椎，新生儿可达第 3

腰椎下缘，故通常在第 3、4 或第 4、5 腰椎棘突间隙穿刺，可防止损伤脊髓。左右髂嵴最高点的连线通过第 4 腰椎，在该棘突上、下方的椎间隙均可作为穿刺点。

2. 体位　取侧卧前屈位，可使相邻椎骨棘突间隙扩大，有利于穿刺。但在坐位时，脑脊液因重力关系流向下，使终池充涨，前后径可达 15mm 左右，故蛛网膜下隙穿刺时，坐位比卧位更易成功。

3. 穿经层次　沿正中线上的棘突间隙进针，依次穿过皮肤、皮下组织、棘上韧带、棘间韧带、黄韧带、硬膜外隙、硬脊膜、蛛网膜达蛛网膜下隙。

【注意事项】

1. 腰椎棘突几乎水平后伸，穿刺针应在中线上并与脊柱成直角进针，仔细体验穿过不同层次的感觉。

2. 当针穿过黄韧带、硬脊膜时都有落空感。

3. 进针程度根据不同个体灵活掌握，一般儿童 2～3cm，成人 5～7cm。

4. 穿刺时注意不可用力过猛，否则难以体会到针尖进入蛛网膜下隙的感觉。

（张争辉）

第十七章　周围神经系统

第一节　脊神经

【目的要求】

1. 观察脊神经的分布概况。

2. 观察颈丛、臂丛、腰丛和骶丛的组成、位置和分支、分布。

3. 观察胸神经前支的行程和分布。

【标本教具】

（一）标本

1. 锯开的胸段脊柱，显露脊髓断面、脊神经组成、出椎间孔与分支的标本。

2. 显示全身周围神经的整体标本。

3. 颈部及上肢神经标本。

4. 显示腰丛、骶丛位置及分支的腹后壁标本。

5. 显示坐骨神经、股神经及其分支的下肢标本。

6. 显示阴部神经和闭孔神经的盆部矢状断面标本。

（二）模型及挂图

1. 颈丛、臂丛、腰丛、骶丛分支分布模型。

2. 显示肋间神经的模型。

3. 脊神经组成示意图；颈丛和臂丛分支的分布图；肋间神经和腰丛、骶丛分支的挂图。

【注意事项】

1. 课前预习脊神经内容，并复习肌学的有关内容以便理解与掌握神经支配的范围与作用。

2. 示教与总结应重点强调临床应用，以便理解与掌握某些外伤后引起神经损伤与出现相应症状的解剖学基础，例如①颈丛局部阻滞部位；②肱骨内上髁骨折易损伤尺神经；③肱骨中段骨折易损伤桡神经；④肱骨外科颈骨折或不恰当地使用腋杖可损伤腋神经；⑤根据胸神经节段性分布特点，临床借此判断脊髓损伤断面与麻醉平面定位的关系；⑥腹股沟疝修补术时，注意髂腹下神经和髂腹股沟神经与腹股沟管的关系；⑦梨状肌与坐骨神经的关系以及梨状肌综合征的发病机制；⑧腓骨颈骨折或胫骨骨折固定不当易损伤腓总神经，等等。

【实验步骤及内容】

脊神经与脊髓相连，共31对，其中颈神经8对，胸神经12对，腰神经5对，骶神经5对和尾神经1对。脊神经分布于躯干和四肢。

在胸段脊柱横断面显露脊神经组成的标本或模型上，观察前根和后根的来源、走行以及汇合部位，找到脊神经节。

脊神经出椎间孔后，主要分为前、后两支。前支较粗，走向前方，除第2～11对胸神经前支外，都在一定的部位相互汇合构成神经丛，计有颈丛、臂丛、腰丛和骶丛。后支较细，走向后方，不成丛，分布于棘突两旁的项、背、腰、骶部的皮肤和深部肌。前支和后支均为混合性神经，含有运动性和感觉性神经纤维，注意与脊神经的前、后根的性质不同。

（一）颈丛　在颈部标本上，翻开胸锁乳突肌，观察第1～4颈神经前支组成的颈丛及发出的分支。

1. 皮支　多数经胸锁乳突肌后缘中点穿出深筋膜，向上、前、下各方向行走至浅层。

（1）颈横神经：经胸锁乳突肌后缘中点浅出后，经该肌表面行至颈前区，分布于该处皮肤。

（2）锁骨上神经：于胸锁乳突肌后缘中点处，行向前下和后下方，分布于胸前壁上部及肩部皮肤。

（3）耳大神经：沿胸锁乳突肌后缘向前上方，越过其表面上行分布于耳廓和腮腺区皮肤。

（4）枕小神经：沿胸锁乳突肌后缘向后上行，至耳后分布于耳后和枕外侧部皮肤。

2. 膈神经　膈神经为混合性神经，由颈丛发出，向下经前斜角肌表面，至颈根部经锁骨下动、静脉之间进入胸腔，经肺根前方贴心包两侧下行达膈肌，分支支配膈肌的运动，并分支到心包、胸膜，右膈神经尚至肝胆，传导其感觉冲动。

（二）臂丛　由第5～8颈神经前支与第1胸神经前支组成，可在头颈及上肢标本上观察。此丛上部位于前、中斜角肌之间，在锁骨中点后方的腋腔内围绕腋动脉构成三束。其中位于腋动脉外侧的为外侧束；在腋动脉内侧的为内侧束；腋动脉后方的为后束。在腋腔内先找到腋动脉，依据方位辨认各束，并分别寻找三束的主要分支。

1. 肌皮神经　自外侧束发出，穿喙肱肌，分支支配喙肱肌、肱二头肌和肱肌。其终支为前臂外侧皮神经。

2. 正中神经　由外侧束和内侧束各发一根汇合而成，位于腋动脉前外侧。向远端追踪，可见此神经伴肱动脉下行到肘窝，并穿过旋前圆肌向下行于指浅、深屈肌之间，最后经腕管达手掌部。正中神经在臂部没有分支，在前臂分支支配前臂肌前群（肱桡肌、尺侧腕屈肌、指深屈肌尺侧半除外）。正中神经在手掌部发出返支支配鱼际肌（拇收肌除外），另有肌支支配第1、2蚓状肌，皮支分布于手掌皮肤的桡侧2/3和桡侧三个半指掌侧皮肤及其中节、远节指背的皮肤。

3. 尺神经　在尺骨鹰嘴和肱骨内上髁之间可见一粗大的神经，即为尺神经，向上追踪可见其发自内侧束。尺神经于肘关节内侧穿过尺侧腕屈肌的起点，进入前臂伴尺动脉内侧下行。尺神经在臂部无分支，至前臂上分发出肌支支配尺侧腕屈肌、指深屈肌尺侧半。尺神经主干继续下行达腕上方处发出手背支，绕前臂远端内侧缘达手背侧，分布于手背尺侧半及尺侧两个半指近节背侧皮肤。尺神经终支至手掌部分为深、浅两支：深支分支支配小鱼际肌、拇收肌、第3、4蚓状肌和全部骨间肌。浅支沿手掌面下行，分支分布于手掌尺侧1/3皮肤、尺侧一个半指掌侧皮肤。

4. 腋神经　由后束发出，在腋腔后壁处可见腋神经伴旋肱后动脉向后穿四边孔，绕肱骨外科颈分支入三角肌和小圆肌，并有皮支分布于三角肌区及臂上份外侧后部皮肤。

5. 桡神经　亦由后束发出，此神经较粗大，发出后即与肱深动脉伴行，经肱三头肌长头与内侧头之间沿桡神经沟行向外下方达肱骨外上髁前方，沿途发出肌支支配肱三头肌、肱桡肌和桡侧腕长伸肌；皮支分布于臂及前臂后部皮肤；主干行至肱肌与肱桡肌之间分为深、浅两终支，浅支分布于手背桡侧半及桡侧两个半指近节背侧皮肤；深支支配前臂肌后群。

以上诸神经都是臂丛至上肢的分支。臂丛于锁骨上、下部还有许多分支，不一一追踪。

（三）胸神经前支　在显露胸后壁的标本上观察。除第 1 与第 12 胸神经外均不成丛。上 11 对胸神经前支均行走于相应的肋间隙内，故称肋间神经，第 12 对胸神经前支行于第 12 肋下缘称肋下神经。肋间神经和肋下神经分布于胸壁的肌与皮肤，下 5 对肋间神经和肋下神经除分布于相应的肋间肌和皮肤外，还继续向前下行达腹前壁，于腹前外侧壁可见它们行于腹横肌与腹内斜肌之间，最后穿腹直肌前鞘到达腹前壁皮肤，沿途发出分支至腹前外侧壁的肌与皮肤，并具有明显的节段性。

（四）腰丛　在显露腹后壁的标本上观察。翻开腰大肌，于腰椎横突前方可见腰丛，由第 12 对胸神经前支的一部分、第 1～3 腰神经前支、第 4 腰神经前支的一部分组成，第 4 腰神经前支的另一部分和第 5 腰神经前支向下加入骶丛。观察腰丛的分支。

1. 髂腹下神经、髂腹股沟神经及生殖股神经　这几对神经不必详细观察，待以后做局解实验观察。

2. 股神经　是腰丛最大的分支，此神经由腰大肌的外侧缘穿出后，沿腰大肌与髂肌之间下降，经腹股沟韧带深面、股动脉的外侧行至股前部，其分支有：①肌支：分支入股四头肌和缝匠肌。②前皮支：分布于大腿前部的皮肤。③隐神经：为股神经终支，亦为皮支，自股神经发出后伴股动脉下降，经收肌管到膝关节内侧穿出至皮下伴大隐静脉下行至小腿前内侧面，最后达足内侧缘，分支分布于小腿前内侧面及足内侧缘皮肤。

3. 闭孔神经　自腰大肌内侧缘穿出后，沿小骨盆侧壁下行，与闭孔动脉一道穿闭膜管至大腿内侧，分为前、后两支，支配股内侧肌群和闭孔外肌。

（五）骶丛　在盆腔矢状切面并连有下肢的标本上观察。第 4 腰神经前支的一部分和第 5 腰神经前支组成腰骶干加入骶丛，第 1～4 骶神经前支由骶前孔穿出，第 5 骶神经前支和尾神经前支经骶管裂孔出骶管，它们在盆腔后壁梨状肌前方与腰骶干共同组成三角形的骶丛，其分支经梨状肌上、下孔出盆腔。

骶丛的分支：

1. 臀上和臀下神经　在臀部，翻开臀大肌和臀中肌，可见此 2 神经分别经梨状肌上孔和下孔穿出。臀下神经入臀大肌支配该肌；臀上神经行于臀中、小肌之间并支配此 2 肌及阔筋膜张肌。

2. 阴部神经　与臀下神经同出梨状肌下孔，随后绕过坐骨棘进入坐骨小孔，沿坐骨肛门窝侧壁，分数支至肛管、会阴部及外生殖器。

3. 坐骨神经　为骶丛的最大分支，也是人体最粗大的神经。经梨状肌下孔穿出后，行经坐骨结节与股骨大转子之间下行至股后部，发出分支支配大腿后群肌后，于腘窝上角处分为两终支。①胫神经：与胫后动脉伴行，经腘窝中线至小腿后面浅、深两层肌间下行，并发出分支支配小腿后群肌。主干经内踝与跟结节之间进入足底，分为足底内、外侧神经，分布于足底的肌和皮肤。②腓总神经：沿股二头肌内侧缘向外下行，绕过腓骨颈外侧，穿腓骨长肌分为腓深和腓浅神经。腓深神经由腓总神经分出后，伴胫前动脉，在胫骨前肌和趾长伸肌之间及胫骨前肌与拇长伸肌之间下行，分支支配小腿前群肌和足背肌。腓浅神经行于腓骨长、短肌之间，分支支配腓骨长、短肌。主干向下，于小腿外侧面中、下 1/3 交界处穿出深筋膜，分布于小腿外侧面、足背、趾背的皮肤。

【思考题】

1. 试述手部皮肤的神经分布。

2. 某患者左侧肱骨体骨折，入院检查发现患者抬左前臂力弱，垂腕，伸肘关节困难。

请问病人可能损伤哪根神经，为什么？

3. 某患者小腿受伤后出现右足呈内翻姿态，足尖下垂。该患者损伤了什么神经？为什么？

【绘图练习】

1. 绘出脊神经组成和分支，并标示下列结构：前根、后根、脊神经、脊神经节、前支、后支。

2. 绘出下肢后面的神经，并标示下列结构：坐骨神经、胫神经、腓总神经、梨状肌下孔。

【复习总结及填写实验报告】

第二节　脑神经

【目的要求】

辨认各对脑神经进、出颅腔所经过的孔、裂、行程及其重要分支的行径和分布。

【标本教具】

（一）标本

1. 颅底骨、颞骨等标本。

2. 第Ⅰ～Ⅻ对脑神经的标本：

（1）眶标本：显露眼肌、眼球及第Ⅱ、Ⅲ、Ⅳ、Ⅴ、Ⅵ等脑神经，需保留睫状神经节。

（2）面侧深区标本：显露三叉神经及其分支分布，包括与之相连的（副交感）神经节。

（3）面部浅层标本：显露面神经颅外段的分支与分布。

（4）头颈侧面深层标本：显露后4对脑神经。

（5）显露迷走神经全程标本：喉上和喉返神经、迷走前干、迷走后干、"鸦爪支"等。

（二）模型及挂图

1. 脑神经有关模型。

2. 脑神经相关挂图。

【注意事项】

1. 课前预习脑神经的内容，并复习肌学的有关内容以便理解与掌握神经支配的范围与作用。

2. 复习颅底结构，明确脑神经出入颅腔的孔、裂与沟、管；复习颞骨与中耳的形态结构。

3. 脑神经较细小，注意仔细观察；脑神经较脆弱，注意加强保护，以免损坏。

【实验步骤及内容】

（一）脑神经概况　脑神经12对，按第Ⅰ～Ⅻ对脑神经的顺序，可编成12对脑神经歌诀：

Ⅰ嗅Ⅱ视Ⅲ动眼，Ⅳ滑Ⅴ叉Ⅵ外展，Ⅶ面Ⅷ蜗Ⅸ舌咽，Ⅹ迷Ⅺ副舌下全。

注意脑神经的特点，每对脑神经性质不同：

感觉性：Ⅰ、Ⅱ、Ⅷ。

运动性：Ⅲ、Ⅳ、Ⅵ、Ⅺ、Ⅻ。

混合性：Ⅴ、Ⅶ、Ⅸ、Ⅹ。

（二）脑神经出入颅腔的部位、行径、分支与分布情况　在颅底上先复习各孔裂，结合颅底骨标本与脑神经标本观察和确认。各脑神经的行程、出入颅部位、分支部位与名称以及分布范围如下：

1. 嗅神经　在头部正中矢状切标本或模型上进行观察，可见在鼻中隔上部，上鼻甲凸面和鼻腔顶的后部黏膜内有互相连接的神经丛，由此丛发出 15～20 条嗅丝，上行穿筛孔，终于嗅球。

2. 视神经　在去除眼眶上壁和外侧壁的标本上，可见在眼球后极偏内侧有一粗大的神经出眼球，经视神经管入颅腔止于视交叉，此即视神经。

3. 动眼神经　在去除眼眶上壁和外侧壁的标本上，可见动眼神经穿经眶上裂至眼眶内，分为上、下 2 支，上支分布到上直肌和上睑提肌，下支至下直肌、内直肌、下斜肌，在外直肌与视神经之间有一个像米粒大小、呈扁平四角形的睫状神经节。

4. 滑车神经　在上述标本上观察，先找到上斜肌，沿上斜肌上缘找出与之相连的神经，此即滑车神经，它为一较细小的神经，经眶上裂入眼眶，支配上斜肌。

5. 三叉神经　连于脑桥，根很短，向前行至颞骨岩部前面近尖端的三叉神经压迹处膨大为半月形称三叉神经节。从节发出三个大支，它们由前内至后外为眼神经、上颌神经、下颌神经。在头面部深层标本上观察这些分支。

（1）眼神经：与动眼、滑车神经同行于海绵窦外侧壁，经眶上裂入眼眶，在除去眼眶顶部的标本观察其分支：①额神经：在上睑提肌上方前行分 2～3 支，其中眶上神经较大，穿眶上切迹，至额部皮肤；②泪腺神经：细小，位于最外侧，沿外直肌上缘前行达泪腺，分布于泪腺、结膜和上睑的皮肤；③鼻睫神经：为最内侧的分支，在上直肌下面与视神经之间，斜跨视神经上方至眼眶内侧，分布于鼻腔黏膜（嗅黏膜除外）、筛窦、泪囊和鼻背、鼻前庭的皮肤以及眼球、眼睑等。

（2）上颌神经：为三叉神经的第二支。先在头部正中矢状切深层标本上进行观察。此神经由三叉神经节发出后前行，穿圆孔进入翼腭窝。再由眶下裂入眶至眶下壁，改名为眶下神经，主干向前行经眶下沟、眶下管，出眶下孔达面部，沿途分支分布于上颌窦眶下壁、牙齿和牙龈、下睑、眶下区、上唇的皮肤和黏膜以及鼻部皮肤等处。

（3）下颌神经：为三叉神经的第三支，最粗，由三叉神经节向前下经卵圆孔出颅，在暴露颞下窝的标本上观察，下颌神经分为前、后两干。前干较小有运动根加入，除支配咀嚼肌外，尚分出一感觉支即颊神经至颊肌表面并穿过此肌，管理颊区皮肤及黏膜的感觉。后干主要分支有：①耳颞神经：较细小，以两个根发出，二根夹持脑膜中动脉后合成一干，经下颌关节后方进入腮腺上部并转向外上方穿出，至颧弓根部后方与颞浅动静脉伴行向上分布至颞部皮肤；②下牙槽神经：是下颌神经 2 个大支中后方的一支，下行经下颌孔入下颌管，最后经颏孔穿出下颌骨易名为颏神经，此神经沿途分支主要分布于下颌牙齿、牙龈、颏部及下唇的皮肤和黏膜；③舌神经：是下颌神经 2 个大支中前方的一支，与下牙槽神经平行，上端有鼓索神经加入，经翼外肌深面下行，达下颌下腺的上方，继续前行至舌，分布于舌前部 2/3 的黏膜（一般躯体感觉），其中来自鼓索的味觉纤维则分布于舌前 2/3 的味蕾传导味觉冲动。

6. 展神经　先找到外直肌，在外直肌内侧与其相连的神经即展神经。

7. 面神经　面神经在颞骨岩部内的行程在标本上不易观察，故在耳模型上进行观察。在此模型上揭开岩部的上壁，可见面神经由内耳道穿入面神经管最后从茎乳孔进入腮腺，在腮腺内先分成 2 支再分成数个终末支。

　　（1）鼓索：在耳模型上观察，可见它在茎乳孔上方自面神经发出，行向前上方，经鼓膜上部内侧，穿岩鼓裂到颞下窝加入舌神经。

　　（2）终末支：在头面部浅层标本上观察，可见面神经最后分为5组分支由腮腺前缘穿出支配诸表情肌，自上而下依次为：①颞支：在腮腺上缘穿出；②颧支：在腮腺上缘与前缘交汇处穿出；③颊支：由腮腺前缘中部穿出；④下颌缘支：由腮腺前缘下部穿出；⑤颈支：由腮腺下端穿出。

　　8. 前庭蜗神经（位听神经）　在耳模型上观察，起自内耳螺旋神经节和前庭神经节，此神经与面神经伴行经内耳道入颅，两神经节细胞的周围突分布到内耳相应感受器。

　　9. 舌咽神经　取头颈部深层标本，先找出茎突和连于茎突的茎突咽肌，舌咽神经细小，在该肌下部后缘处，其经过行程在一般标本上不易看清，可观察到舌支和颈动脉窦支。舌咽神经的舌支分布至舌后1/3黏膜及味蕾等。

　　10. 迷走神经

　　（1）迷走神经的行程：在颈胸腹联合标本上观察。迷走神经经颈静脉孔出颅后，行于颈内、颈总动脉和颈内静脉之间的后方，在迷走神经刚出颈静脉孔处有一不明显的膨大，是迷走神经的下神经节。因左、右迷走神经在胸腹腔的行程去向稍有不同，故应分别观察其胸、腹腔段。

　　①左迷走神经：经左颈总动脉和左锁骨下动脉之间进入胸腔，然后跨主动脉弓的左前方，下行至左肺根后方，在此可见左迷走神经分出若干细支分布于支气管前后，再向内下至食管的前方，参与组成食管前丛，此丛向下延续为迷走神经的前干，穿膈肌食管裂孔进入腹腔，分布至胃前壁及胃小弯和肝。②右迷走神经：经右锁骨下动脉与右锁骨下静脉之间进入胸腔。在胸部先沿气管右侧下行，后越过右肺根后方，分支参与组成右肺丛后继续行向内下在食管的后面分支参与组成食管后丛。在食管下段此丛延为迷走神经后干，经食管裂孔入腹腔，一终支分布于胃后壁，另一终支参与组成腹腔丛。

　　（2）迷走神经的重要分支

　　1）喉上神经：起自迷走神经下节，沿咽侧壁与颈内动脉之间向前下行至舌骨大角处，分为内、外二支。内支较大，穿甲状舌骨膜入喉，管理声门裂以上黏膜感觉；外支细小，与甲状腺上动脉伴行向下，支配环甲肌。

　　2）喉返神经：与甲状腺和甲状腺下动脉关系密切，应细致观察。左喉返神经为左迷走神经经过主动脉弓前方处发出，绕过主动脉弓下方，返向后上沿气管和食管之间的沟上升，在咽下缩肌下缘处入喉，称为喉下神经，分布于喉肌（环甲肌除外）和声门裂以下的喉黏膜。右喉返神经起自右迷走神经跨过右锁骨下动脉前方处，此神经绕过锁骨下动脉下方，向后上行至食管与气管之间的沟内，其余行程与左侧相同。

　　11. 副神经　向上翻开胸锁乳突肌，在乳突下方3～4cm处，可见与该肌深面相连的脑神经即副神经，它还于该肌后缘上中1/3交点处穿出向后下行支配斜方肌。

　　12. 舌下神经　亦在颈部深层标本上观察。先找到颈外动脉下部，于颈外动脉浅面经过至舌的神经即舌下神经，它支配舌内、外肌。

　　【思考题】

　　1. 试述舌的神经分布和功能？

　　2. 面部的皮肤和肌肉各由何神经支配？

　　3. 试述分布于眼球的运动和感觉神经？

【复习总结及填写实验报告】

第三节　内脏神经

【目的要求】

1. 观察交感干的组成、位置及与脊神经的关系。

2. 观察交感干的分部、交感神经节的名称和位置。

3. 观察副交感神经骶部与脊神经的关系及盆内脏神经的组成和分布。

【标本教具】

（一）标本

1. 完整尸体或幼尸标本（示交感神经及迷走神经）。

2. 打开椎管后壁的脊髓、脊髓带椎骨标本。

3. 脑神经标本（示翼腭神经节、下颌下神经节、睫状神经节）。

（二）模型及挂图

1. 交感干上段的纤维联系模型（示节前纤维和节后纤维的去向）。

2. 内脏神经相关挂图。

【注意事项】

1. 灰、白交通支用肉眼观察不易区别，仅可见2个交通支。

2. 应复习以前观察过的副交感神经节，本次实验主要为内脏运动神经。

3. 要注意爱护标本。

【实验步骤及内容】

内脏运动神经分为交感神经及副交感神经两部分。

（一）交感部　可分中枢及周围部，中枢部位于胸1至腰3脊髓节段侧角，周围部包括节前纤维、交感神经节（分椎旁节及椎前节）以及由节发出的节后纤维分支和神经丛等。先观察交感神经干。

1. 颈交感干　取颈部深层标本观察。位于颈动脉鞘的后方，颈椎横突的前方，可见此段交感干有三个膨大部分，分别称颈上神经节、颈中神经节和颈下神经节。

（1）颈上神经节：呈梭形，位于第2、3颈椎横突的前方，它是三个节中最大的一个。

（2）颈中神经节：最小，多位于第6颈椎横突前面，甲状腺下动脉的附近，此节有时缺如。

（3）颈下神经节：形状不规则，位于第7颈椎横突前方，椎动脉起始部后方，常与第1胸神经节合并为星状神经节。

2. 胸部交感干　位于肋头的前方，交感干上的胸交感神经节数目与胸椎数目大致相当，但因有合并故可少于12个。胸交感干的神经节有很多分支，其中较大的分支有：

（1）内脏大神经：起自第5～9胸交感神经节，向下合成一干，沿椎体表面下行穿膈脚，主要止于腹腔干根部两侧的腹腔神节。

（2）内脏小神经：起自第10、11胸交感神经节，下行穿膈脚后终于主动脉肾节。

3. 腰交感干　位于腰椎椎体的前外侧，腰大肌内侧缘的内侧，腰交感干上的神经节的数目和位置常有变异，有3～5个。

4. 盆交感干　位于骶骨前面，骶前孔内侧，干上有2～3个骶节，两侧交感干最下方汇合止于一个奇神经节。

交感神经节分出的神经与副交感神经分支在胸、腹腔形成很多丛，以下观察两个大丛：心丛：可分为心浅丛及深丛。心浅丛位于主动脉弓的下方；心深丛位于气管叉前面。

腹腔丛：最大的内脏神经丛，在腹后壁标本上观察，可见此丛位于腹主动脉上段的前方，围绕在腹腔干和肠系膜上动脉根部周围，纤维互相连结成致密网，丛内有一对形状不规则的腹腔神经节，接受内脏大神经的纤维。

5. 交感神经与脊神经的关系　在胸交感干和腰交感干上段，每个交感神经节均有 2 个交通支与脊神经前支相连，在胸部用镊子夹起任一交感神经节即可见 2 个短支与脊神经前支接连，分别称为白交通支和灰交通支，但两者用肉眼不易区别。

6. 交感干纤维联系　观察"交感干纤维联系"模型或挂图，注意交感低级中枢与交感干的联系（节前纤维去向）、椎前节的位置及节后纤维的去向与分布范围。

交感神经的周围部包括神经节（分椎旁节及椎前节）和由节发出的分支及神经丛等。白交通支内含脊髓灰质侧角细胞发出的具有髓鞘的节前纤维。节前纤维经前根、脊神经干、脊神经前支、白交通支进入椎旁节。因白交通支是节前纤维，故只见于第 1～12 胸节和第 1～3 腰节段处。白交通支内的节前纤维进入交感干后有三种去向：①终止于相应的椎旁节（模型上胸 1～5 各段均可看到）；②在交感干内上升或下降，然后终止于上方或下方的椎旁节；③穿经椎旁节终于椎前节。

交感干神经节后纤维的分布也有三种去向：①经灰交通支返回脊神经，然后随脊神经分布于躯干和四肢的血管、汗腺、竖毛肌等。31 对脊神经都有灰交通支与交感干相连，通过灰交通支获得交感神经的节后纤维；②攀附动脉走行，在动脉表面形成神经丛；③由交感神经节直接分支至所支配的脏器。

（二）副交感部　中枢部位于脑干和骶髓第 2～4 节段，即脑干内的一般内脏运动神经核和脊髓灰质的骶副交感核。副交感神经周围部包括颅部和骶部，颅部其节前纤维走在第Ⅲ、Ⅶ、Ⅸ、Ⅹ对脑神经内，随上述 4 对脑神经至相应副交感神经节。参照教材及有关挂图复习翼腭神经节、下颌下神经节、睫状神经节、耳神经节以及它们与各有关脑神经的关系和副交感纤维成分分布情况。骶部副交感神经节前纤维起自脊髓骶 2～4 节段的骶副交感核，随骶神经出骶前孔，又从骶神经分出构成盆内脏神经，加入盆丛。节后纤维支配结肠左曲以下的消化管、盆腔脏器及外阴。

【思考题】

1. 自主神经和躯体运动神经在形态和功能上有何不同？

2. 交感神经与副交感神经的区别？

【复习总结及填写实验报告】

（田荆华）